河南省卫生健康委员会立项资助项目

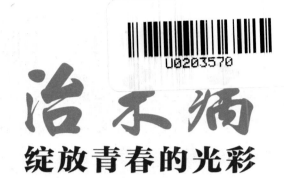

U0203570

治未病
绽放青春的光彩

总主编 郑玉玲

青年人群未病防治

主编 邵 雷
主审 毛德西

河南科学技术出版社
·郑州·

图书在版编目（CIP）数据

治未病. 绽放青春的光彩：青年人群未病防治/郑玉玲总主编；
邵雷主编. —郑州：河南科学技术出版社，2020.6
ISBN 978-7-5349-9730-3

Ⅰ. ①治… Ⅱ. ①郑… ②邵… Ⅲ. ①疾病-防治 Ⅳ. ①R4

中国版本图书馆 CIP 数据核字（2019）第 237756 号

出版发行：河南科学技术出版社
地址：郑州市郑东新区祥盛街 27 号　　邮编：450016
电话：0371-65737028　65788628
网址：www. hnstp. cn
策划编辑：马艳茹　高　杨
责任编辑：胡　静
责任校对：马晓灿　崔春娟
整体设计：张　伟
责任印制：朱　飞
印　　刷：河南博雅彩印有限公司
经　　销：全国新华书店
开　　本：720 mm×1 020 mm　1/16　**印张：**12.5　**字数：**173 千字
版　　次：2020 年 6 月第 1 版　　2020 年 6 月第 1 次印刷
定　　价：45.00 元

丛书总编委会名单

本书编委名单

主　　编　邵　雷
副 主 编　吴　峰　张　业
编　　委　邵　雷　吴　峰　张　业　李　宁
　　　　　张　婷

奋力于抢救江河决堤洪水泛滥,不如勤谨于修补蚁穴初起。此理世人皆知,然于杜疾防病之事,人常有"不识庐山真面目,只缘身在此山中"之惑,诚如医圣仲景之感叹:人们"孜孜汲汲……卒然遭邪风之气,婴非常之疾,患及祸至,而方震栗……赍百年之寿命,持至贵之重器,委付凡医,恣其所措,咄嗟呜呼"。岐黄之术,救病治疾,疗效神奇,代有名医,人们更赞扁鹊望齐侯之色,述治病当于未入骨髓之理,叹惜仲宣未听仲景之劝,二十年后眉落命亡之验。然人们多不知扁鹊有其术远不如两位兄长之吐言,仲景推崇上工之真谛。

自古以来,医学所追境界,非待病成而方努力救治,更非值此之际图财谋利,而是致力于防治疾患于未起,或积极治疗疾患于萌芽早期,使黎元苍生皆登仁寿之域,彰显"医者,仁术也"!故中华人民共和国成立初期,就有"防重于治"的医疗方针。祖国医学奠基之作《黄帝内经》力倡"治未病",详述治未病之法,深论治未病之理,钩玄治未病之要,垂范治未病之则,提出了医工有"上工""中工""下工"之分。《素问·四气调神大论篇》云:"是故圣人不治已病治未病,不治已乱治未乱,此之谓也。"《难经》一书,专设一章,举例而论治未病的具体运用。医圣仲景深谙岐黄之旨,深感治未病之法于内伤杂病尤为重要,故在论杂病之前,对"治未病""上工"更是建言显白,临证指归明确。治未病,仁心仁术，昭然岐黄，是名医大家之追求，为百姓群众所赞扬。治未病，代有名医，弘扬光大，追至金元，丹溪心法，专论一篇，蔚然华章。

现代社会人们的生活节奏快、压力大，亚健康问题时有发生，亚健康越来越受到人们的关注，祖国医学治未病思想的价值也被越来越多的人所认识。故当今讲健康，谈治未病者日渐增多，有关媒体报道、书籍亦接踵而来。大浪淘沙，难免泥沙俱下，鱼龙混杂，甚至有怀图财之心者，趁此谋利，不仅未使亚健康者受益，而且玷污了祖国医学治未病的思想。

河南是黄帝的故里、医圣仲景的家乡、华夏文明的发祥地，根植于华夏文化的岐黄之术在中原大地源远流长，底蕴深厚，名医辈出，治未病思想深入人心。在河南省中医管理局、河南省中医药学会的指导下，由河南中医药大学原校长郑玉玲教授组织河南中医药大学及其附属医院和河南省中医药研究院的有关专家，以高度的责任心和历史使命感，组织编写了"中医治未病指导丛书"。该套书对不同年龄人群分册而论，另设特殊人群的未病防治，使得各类人群都能从本套书中获得对自身生理病理的认识，从而增强健康意识，获得科学、有效、实用的养生方法。

全套书科学实用、通俗易懂、条理清晰、简明扼要，各层次的人员都能看懂、学会、掌握、应用养生和常见病防治之法，使人们对治未病有法可循。此书付梓之际，欣然为序。

张　磊

2019 年 8 月 16 日

（张磊，国家第三批国医大师，时年 91 岁）

序二

　　欣闻在河南省中医管理局、河南省中医药学会的指导下，河南中医药大学及其附属医院、河南省中医药研究院共同组织国医大师、全国中医名师、河南省知名中医专家，历时 5 年编纂的"中医治未病指导丛书"即将付梓，甚是喜悦。本人从事中医药工作 60 余载，发现我国疾病谱近年来发生了巨大的变化，糖尿病、心脑血管疾病、恶性肿瘤等慢性疾病的发病率快速上升，心脑血管疾病已不再是老年人的专利，30 岁左右发生心肌梗死、脑梗死和脑出血的患者越来越多。全球每年约有 1 600 万人死于心脑血管疾病，其中约有 50% 死于急性心肌梗死。

　　健康问题已经成为关系每个人切身利益及千家万户安康幸福的重大民生问题。所以，中共中央、国务院发布了《"健康中国 2030"规划纲要》，将推进"健康中国"建设提到前所未有的高度。2019 年 7 月 9 日，国务院办公厅又专门成立健康中国行动推进委员会，负责统筹推进《健康中国行动（2019—2030 年）》组织实施、监测和考核相关工作。《健康中国行动（2019—2030 年）》正是围绕疾病预防和健康促进两大核心，提出将开展 15 个重大专项行动，促进从"以治病为中心"向"以人民健康为中心"转变，努力使群众不生病、少生病。

　　中医提倡"治未病"，包括"未病先防""既病防变""瘥后防复"三个方面，倡导早期干预、截断病势，在养生、保健、治疗、康复等方面采用早期干预的理念与方法，可以有效地维护健康、防病治病。尤其在防治慢性病方面，中医药有着独特的优势。控制慢性病的关键在于防危险因素、防发病、防严重疾病事件、防疾病事件严重后果、防疾病事件后复发。因此，早诊早治至关重要。

婴幼儿、妇女、老年人有独特的生理特征，更是疾病易发人群，对健康保健有特殊的需求，中医药在保障老弱妇孺人群健康方面同样具有优势。本丛书从孕前期、孕期，到婴幼儿、少年儿童、青少年、中老年等都有详细的未病防治方法介绍，挖掘整理了中医药在孕产保健、儿童健康维护、老年人健康养老等方面的知识和经验，形成了针对婴幼儿、妇女、老年人疾病的中医药特色调治措施，非常难能可贵。

在此，我也呼吁人人成为改变不健康生活方式的"第一责任人"，要迈开腿、管住嘴、多运动。相信通过对本丛书的学习，您一定能有所受益，学会用更多的中医药知识来防治常见疾病。

赵步长

2019 年 8 月 29 日

（赵步长，中国中西医结合学会脑心同治专业委员会主任委员）

　　随着世界医学由生物医学模式向生物—心理—社会医学模式的转变，对疾病状态干预的重心已经逐渐向"预防疾病，促进健康"转移，中医学"未病先防""三因制宜"的中医个性化治疗与辨证用药模式，对亚健康状态的调养表现出了得天独厚的优势和特色。近些年随着生活水平的提高，人们对保健养生知识的需求也日趋强烈，鉴于此，身为医学教育和临床工作者，我们有责任、有义务向广大群众普及医学知识，使之真正起到帮助人们养生保健、预防疾病的作用。

　　本丛书是在河南省中医管理局、河南省中医药学会的指导下，由河南中医药大学及其附属医院、河南省中医药研究院的医学教授和专家编写而成的。国医大师李振华教授、张磊教授，著名中医药企业家赵步长教授，全国著名中医专家李发枝教授为本丛书的顾问；全国名老中医专家毛德西教授、邱保国教授、段振离教授为本丛书的主审。每分册的主编均具有教授或主任医师的职称，每分册的参编人员均为长期从事中医学教育和临床工作的专业人士。

　　我们在编写本丛书过程中，遵照"立足科普、面向大众"的原则，力争为广大人民群众编写高水平、高质量的科普健康丛书，满足民众对人体生理病理、亚健康状态、中医养生和疾病预防等知识的需求，旨在提高人民群众的健康认知水平、提高自我保健意识和能力。

　　本丛书共分为七册。各分册从生理病理特点、体质辨识和疾病预测、常见亚健康状态认识和干预、常见疾病的防治、中医养生调养等方面入手，全面介绍中西医对人体的认识和健康养护，突出中医治未病思想，提出中医治未病方案，使各年龄阶段人群及特殊人群都能通过阅读本丛书提高对自身生理病理的认识，增强健康意识，改变不良生活习惯，获得科学、有效、实用的养生方法。但需要特别提醒的是：书中涉及的药物及治疗方法，请在医生指导下使用。

本丛书的编写得到了河南省卫生健康委员会、河南科学技术出版社、河南省中医药学会、河南中医药大学、河南省中医药研究院、步长集团及各界人士的支持和帮助，在此一并致以诚挚的谢意。

郑玉玲

2019 年 8 月 26 日

目录

总　论

第一章　青年人的身体特点与发病特点

第二章　青年人养生之法

第三章　未雨绸缪，给健康青春一个理由
——常见疾病和防治办法

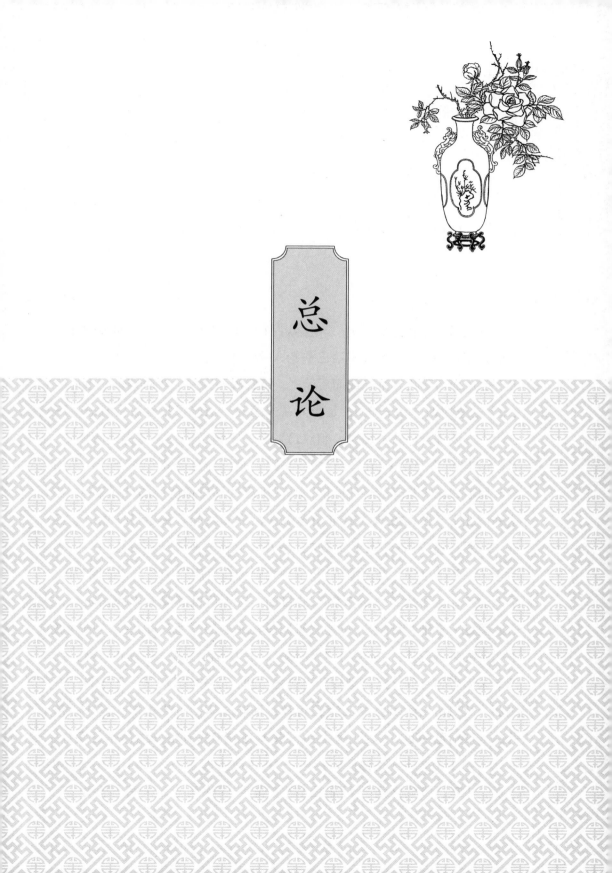

总　论

第一节

"治未病"是中医的重要特色

早在《黄帝内经》就有"治未病"的预防思想。《素问·四气调神大论篇》指出："是故圣人不治已病治未病，不治已乱治未乱，此之谓也。夫病已成而后药之，乱已成而后治之，譬犹渴而穿井，斗而铸锥，不亦晚乎。"这里所谓"治未病"，是指人在未病时，也应保持健康的理念，不忘治理、调理身体。《素问·刺热篇》说："病虽未发，见赤色者刺之，名曰治未病。"此处所谓"未发"，实际上是已经有先兆小疾存在，即疾病时期症状较少且又较轻的阶段，类似于唐代孙思邈所说的"欲病"，在这种情况下，及时发现，对早期诊断和治疗无疑起着决定性作用。《灵枢·逆顺》篇中谓："上工刺其未生者也；其次，刺其未盛者也……上工治未病，不治已病，此之谓也。"书中均强调在疾病发作之先，把握时机，予以治疗，从而达到"治未病"的目的。这为后世医家对中医预防理论研究奠定了基础。《难经·七十七难》就治未病的"既病防传变"内涵做了明确的举例论述："经言上工治未病，中工治已病者，何谓也？然：所谓治未病者，见肝之病，则知肝当传之与脾，故先实其脾气，无令得受肝之邪，故曰治未病焉。中工治已病者，见肝之病，不晓相传，但一心治肝，故曰治已病也。"后代医家孙思邈等对治未病有很好的体悟、发挥，如《备急千金要方·论诊候》提出："古之善为医者……又曰上医医未病之病，中医医欲病之病，下医医已病之病。"将疾病分为未病、欲病、已病三类，这是中医学最早的三级预防概念，亦与现代预防医学的三级预防思想甚为相合。金元四大家之一朱丹溪更是充分发挥"与其救疗于有疾之后，不若摄养于无疾之先。盖疾成而后药者，徒劳而已。是故已病而不治，所以为医家之法；未病而先治，所以明摄生之理。夫如是则思患而预防之者，何患之有哉？此圣人不治已病治未病之意也"（《丹溪心法·不治已病治未病》）。

自从现代医学提出了"亚健康"的概念，人们逐渐认识到了"治未病"的价值，世界卫生组织（WHO）在《迎接21世纪的挑战》报告中指出：21世纪的医学将从"疾病医学"向"健康医学"发展；从重治疗向重预防发展；从针对病源的对抗治疗向整体治疗发展；从重视对病灶的改善向重视人体生态环境的改善发展；从群体治疗向个体治疗的发展；从强调医生作用向重视患者的自我保健作用发展。现代医家将治未病与现代一些术语、概念结合起来，更明晰、详细地阐述了治未病在生活、健康中的有关内容及意义，如祝恒琛主编的《未病学》，王琦主编的《中医治未病解读》，龚婕宁、宋为民主编的《新编未病学》等著作都从各方面对治未病进行了阐发，更彰显了治未病的意义。

全国中医药行业高等教育"十三五"规划教材《中医基础理论》专列一节对"治未病"进行了论述。书中写道，"治未病"包括三方面内容：一是未病先防；二是防止传变；三是愈后防复。对每一方面内容又进行了较为细致的说明，使大家认识到中医学的治未病思想含有现代预防医学的三级预防思想，体现了治未病学术思想的意义。

第二节

人体的九种体质

中医强调"因人制宜",为了更有针对性地"治未病",需要对每个人的身体基本状况有所了解。体质差异、个体体质的形成在很大程度上是由遗传所决定的,不同个体的体质特征分别具有各自不同的遗传背景,这种由遗传背景所决定的体质差异,是维持个体体质特征相对稳定性的一个重要条件。体质形成的先天因素包括先天之精(含有遗传基因)的遗传性和胎儿在母体内孕育情况等因素。明确体质状态,是为了尽可能将遗传因素的影响及在母体内生长发育过程中受到的不良影响降至最小,把"治未病"提到生命前期。

体质现象是人类生命活动的重要表现形式,其在生理上表现为功能、代谢及对外界刺激的反应等方面的个体差异;在病理上表现为对某些病因和疾病的易感性,产生病变的类型,以及在疾病传变转归中的某种倾向性,因而又有生理体质和病理体质之分。每个人都有自己的体质特点,中医学中将形神统一作为健康的标准,也将形神统一作为理想体质的标志。也就是说,理想体质是人体在充分发挥遗传潜质的基础上,经过后天的积极培育,使机体的形态结构、生理功能、心理状态,以及对内外环境的适应能力等各方面得到全面发展,所处于的相对良好的状态。

中医体质学在中医学科体系中具有十分重要的地位。中医体质学就是以中医理论为指导,研究人类各种体质特征和体质类型的生理、病理特点，并以此分析疾病的反应状态、病变的性质及发展趋向，从而指导疾病预防、治疗及养生、康复的一门学科。随着生命科学的发展，现代医学模式已从生物医学模式转变为生物—心理—社会医学模式，标志着人类对个体的研究已进入一个新的时代。

中国工程院院士、国医大师、北京中医药大学教授王琦20世纪70年代开始提出"中医体质学说"这一概念，并进行了深入研究，将中医体质理论从中医基础理论中分化出来，形成了中医体质学理论体系，将人体体质分为下面九种。

一、平和体质

该体质以体态适中、面色红润、精力充沛、脏腑强健壮实为主要特征，又称为"平和质"。平和体质所占人群比例约为32.75%，也就是1/3左右。男性多于女性，年龄越大，平和体质的人越少。

形体特征：体形匀称、健壮。

心理特征：性格随和开朗。

常见表现：面色、肤色润泽，头发稠密有光泽，目光有神，鼻色明润，嗅觉通利，味觉正常，唇色红润，精力充沛，不易疲劳，耐受寒热，睡眠安和，胃口良好，二便正常，舌色淡红，苔薄白，脉和有神。对自然环境和社会环境适应能力较强。

发病倾向：平时较少生病。

二、阳虚体质

该体质特征和寒性体质接近，阳气不足，有寒象。

形体特征：面色㿠白，形体白胖。

心理特征：内向沉静，精神不振。

常见表现：疲倦怕冷，唇色苍白，少气懒言，嗜睡乏力，男子遗精，女子白带清稀，易腹泻，排尿次数频繁，性欲衰退。阳虚体质的人平素畏冷，手足不温，易出汗；喜热饮食，精神不振，睡眠偏多。

发病倾向：肥胖、痹证、骨质疏松、痰饮、肿胀、泄泻、阳痿、惊悸等。

三、 阴虚体质

该体质者阴血不足，有虚热或干燥之象。

形体特征：体形瘦长。

心理特征：多性情急躁，外向好动，活泼。

常见表现：主要是手足心热，易口燥咽干，口渴，喜冷饮，大便干燥，或见面色潮红，两目干涩，视物模糊，皮肤偏干，眩晕耳鸣，睡眠差，不耐热邪，耐冬不耐夏，不耐受燥邪。

发病倾向：结核病、失眠、肿瘤、咳嗽、糖尿病、内伤发热等。

四、 气虚体质

人体由于元气不足引起的一系列病理变化，称为气虚。所谓气，是人体最基本的物质，由肾中的精气、脾胃吸收运化水谷之气和肺吸入的清气等结合而成。气虚体质是以元气不足，气息低弱，机体脏腑功能状态低下为主要特征的一种体质状态。

形体特征：形体消瘦或偏胖。

心理特征：性格内向不稳，喜欢安静，不喜欢冒险。

常见表现：体倦乏力，面色苍白，语声低怯，常自汗出，且动则尤甚，心悸食少，舌淡苔白，脉虚弱，气短，懒言，咳喘无力；或食少腹胀、大便溏泄；或脱肛、子宫脱垂；或心悸怔忡、精神疲惫；或腰膝酸软、小便频多，男子滑精早泄、女子白带清稀。

发病倾向：肥胖症、内脏下垂、排泄不适度、慢性支气管炎、慢性盆腔炎等。

五、 痰湿体质

该体质是目前比较常见的一种体质类型，当人体脏腑、阴阳和气血津液运化失调，易形成痰湿时，便可以认为这种体质状态为痰湿体质，多见于肥胖者或素瘦今肥者。

形体特征：形体肥胖，腹部肥满松软。

心理特征：性格偏温和、稳重，多善于忍耐。

常见表现：面部皮肤油脂较多，多汗且黏，胸闷，痰多，面色淡黄而暗，眼睑微浮，容易困倦，平素舌体胖大，舌苔白腻或甜，身重不爽，喜食肥甘甜黏，大便正常或不实，小便不多或微混。

发病倾向：高血压、糖尿病、肥胖症、高脂血症、哮喘、痛风、冠心病、代谢综合征、脑血管疾病等。

六、 湿热体质

湿热体质是湿热长期蕴结于体内，脏腑经络运行受阻的一种体质状态。

所谓湿，有外湿和内湿的区分。中医认为脾有"运化水湿"的功能，若体虚消化不良或暴饮暴食，吃过多油腻、甜食，则会使脾不能正常运化而致"水湿内停"；且脾虚的人也易招来外湿的入侵，外湿也常因阻脾胃使湿从内生，所以两者是既独立又关联的。

所谓热，则是一种热象。而湿热中的热是与湿同时存在的，或因夏秋季节天热湿重，湿与热合并侵入人体，或因湿久留不除而化热，或因"阳热体质"而使湿"从阳化热"。

形体特征：形体偏胖或消瘦。

心理特征：急躁易怒。

常见表现：肢体沉重，发热多在午后明显，并不因出汗而减轻，皮肤经常出湿疹或疔疮，关节局部肿痛，脘闷腹满，恶心厌食，口苦，口渴，食欲差，或身目发黄，或发热畏寒交替，尿频、尿急，涩少而痛，色黄浊，便溏稀，腹痛腹泻，甚至里急后重，泻下脓血便，肛门灼热。

发病倾向：皮肤病、肝炎、胆结石、尿路感染、盆腔炎、阴道炎、出血、腰背痛等。

七、 血瘀体质

该体质主要是血行迟缓不畅，多半是因为长期情志抑郁，或者久居寒冷地区，以及脏腑功能失调所致。

形体特征：形体偏瘦。

心理特征：性格内郁，心情不快易烦，急躁健忘。

常见表现：面色晦暗，皮肤偏暗或色素沉着，有瘀斑，易伴疼痛，口唇暗淡或紫，舌质暗，有瘀斑、瘀点，舌下静脉曲张，脉细涩或结代；眼眶、鼻梁暗黑，易脱发，肌肤发干、脱屑，痛经，经色紫黑、有块。不耐受风邪、寒邪。

发病倾向：高血压、中风、冠心病、痛风、糖尿病、消瘦、痤疮、黄褐斑、肿瘤、月经不调、抑郁症、偏头痛、眩晕、胸痹、癥瘕等。

八、 气郁体质

当气不能外达而结聚于内时，便形成"气郁"。中医认为，气郁多由忧郁烦闷、心情不舒畅所致。长期气郁会导致血液循环不畅，严重影响健康。

形体特征：形体消瘦或偏胖，面色苍暗或萎黄。

心理特征：平素性情急躁易怒，易激动；或忧郁寡欢，胸闷不舒。

常见表现：胸胁胀痛或窜痛；乳房及小腹胀痛、月经不调、痛经；咽中梗阻，如有异物；或颈项瘿瘤；胃脘胀痛、泛吐酸水、呃逆嗳气；腹痛肠鸣，大便泄利不爽；头痛眩晕。

发病倾向：抑郁症、失眠、偏头痛、胸痛、肋间神经痛、慢性咽喉

炎、慢性结肠炎、慢性胆囊炎、肝炎、经前期紧张综合征、乳腺增生、月
经不调、痛经等。

九、 特禀体质

该体质是由于先天禀赋不足和禀赋遗传等因素造成的一种特殊体质，
包括先天性、遗传性的生理缺陷与疾病，以及过敏反应等。

形体特征：无特殊，或有畸形，或有先天生理缺陷。

心理特征：因禀质特异情况而不同。

常见表现：容易过敏。患遗传性疾病者，有垂直遗传、先天性、家族
性特征；患胎传性疾病者，有母体影响胎儿个体生长发育的特征。适应能
力差，如过敏体质者对季节变化适应能力差，易引发宿疾。

发病倾向：过敏体质者易对药物过敏，易患花粉症；遗传疾病，如血
友病、先天愚型及中医所称"五迟""五软""解颅"等；胎传疾病，如
胎寒、胎热、胎惊、胎肥、胎痫、胎弱等。

了解体质可使我们在治未病中更具有针对性、可操作性，使治未病这
一理论显得更有意义。

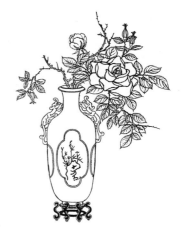

第一章

青年人的身体特点与
发病特点

第一节

青年人的生理与发病特点

青年期是人生中的黄金时期。经过青春期的发育，机体各项生理功能尤其是性功能已经完全成熟，身高、体重、体形等已基本稳定，开始进入成人阶段，此时的发病也具有明显的青年期特点。

一、生理功能的总体成熟

青年期是人生历程中生理发育的成熟时期，从西医学角度来看，其总体特点主要表现为以下几个方面。

（一）形态结构方面

第二性征在 19～20 岁彻底完成发育，此时骨骼已全部骨化，身高达最大值。

（二）内脏功能方面

青年人的各项脏腑功能日渐成熟，表现如下。

（1）脉搏频率随年龄的增长而逐渐减慢，18～19 岁时趋于稳定。

（2）血压随年龄的增长而增加，收缩压的稳定时间男女都在 18～19 岁；舒张压的稳定时间男女各异，男子在 18～19 岁，女子在 15 岁以后。

（3）肺活量随年龄增长而增大，从 12～13 岁起增长加快，到 19～20 岁趋于稳定。

（三） 身体素质方面

机体在活动过程中表现出来的力量、耐力、速度、灵敏性和柔韧性等，都在青年期达到高峰。

（四） 脑的发育方面

大脑和神经系统发达健全。与身体其他器官、组织（如骨骼、肌肉、心脏等）的生长发育不同，大脑的外形与功能的发育比较早，始终处于领先地位。在进入青年期前，脑的外形、重量、容量、内部组织结构与功能已基本发育至成熟，大脑兴奋过程和抑制过程的平衡在17～18岁以前完成，18～25岁脑细胞的结构和功能剧烈地复杂化。

正如《素问·上古天真论篇》所说："（女子）三七，肾气平均，故真牙生而长极；四七，筋骨坚，发长极，身体盛壮；……（男子）三八，肾气平均，筋骨劲强，故真牙生而长极；四八，筋骨隆盛，肌肉满壮；……"《灵枢·天年》也说："二十岁，血气始盛，肌肉方长，故好趋；三十岁，五脏大定，肌肉坚固，血脉盛满，故好步。"中医学认为青年时期气血充盛，肾气盈满，脏腑组织功能健全，筋骨肌肉粗壮有力，机体各方面均处于鼎盛时期，并以"好趋""好步"概括了青年人生机蓬勃、健壮善动的生理特征。

二、 青年女性的性生理

《素问·上古天真论篇》说："（女子）二七，而天癸至，任脉通，太冲脉盛，月事以时下，故有子；……"青年女性性功能已经完全成熟，可以完成分泌白带、周期性排出月经、性行为、孕育分娩等一系列生理功能。

（一） 白带

白带系阴道正常分泌物，是由宫颈腺体、子宫内膜腺体的分泌物与阴道黏膜渗出物混合而成，量少，无臭味，内含阴道上皮脱落细胞、白细胞和一些非致病性细菌。其形成与雌激素有着密切的关系，故青春期前的女性一般没有白带。青春期后卵巢开始发育，并分泌雌激素，以促进生殖器官的发育，这时就开始出现了白带。白带的产生使阴道环境自青春期开始即由偏中性而变为酸性，可抑制病菌的繁殖，起到保护阴道的作用。

在每个月经周期中，白带的质和量随雌激素的分泌波动而有所变化。一般在两次月经中间（排卵期）雌激素的分泌达到高峰，所以此时白带量多、透明，状如蛋清，具有黏性并能拉成丝状，外阴部有湿润感。排卵后孕激素增加，并抑制宫颈黏液的分泌，此时白带量少、稠厚。在月经来潮的前几天，因盆腔充血，阴道渗出液增多，白带也稍多，因为内含较多的脱落细胞，所以白带混浊。月经结束后，白带量少、色白，呈糊状。另外，在怀孕后、性兴奋时和性交后白带也增多。

许多妇科疾病可以造成白带的色、质、量发生异常改变，称为白带异常。例如：①阴道炎、慢性宫颈炎、子宫内膜炎等感染常造成脓样白带，色黄或黄绿，有臭味；②豆腐渣样白带则是霉菌性阴道炎的特征；③如发现白带带血，应警惕宫颈癌、宫体癌等恶性肿瘤；④脓血样白带为阿米巴性阴道炎的特征；⑤黄水样白带多由黏膜下子宫肌瘤、宫颈癌、输卵管癌等病变组织坏死所致。

如果发现白带有可疑改变，应及时到妇科就诊，以免贻误。

（二）月经

月经是子宫有规律地出血并经阴道排出的一种生理现象，也是女性生殖器官发育成熟的重要标志。青春期以后，每个性周期卵巢中通常只有1个卵泡可以生长发育成熟。成熟的卵泡破裂，将里面的卵细胞排出，谓之排卵。排卵后，卵泡细胞内形成黄体。如果卵子没有受精，黄体的寿命不超过14天，就会萎缩消失，并于3或4天后开始下一个周期。在卵巢的周期变化中，卵泡生长发育时产生雌激素，排卵后黄体除产生雌激素外还产生孕酮。在子宫的周期变化中，雌激素的作用是使子宫内膜生长增厚、血管增多。排卵以后，黄体分泌的雌激素和孕酮共同作用，使增厚的内膜腺体弯曲，发生分泌现象，为可能到来的受精卵做好准备。如果没有受孕，由于黄体萎缩，子宫内膜失去激素的支持，也开始萎缩、坏死、脱落。血液与脱落的内膜碎屑一起排出体外，这就是月经。

第一次来月经称为初潮，女性初潮的年龄多数在 13～15 岁。初潮的早晚和气候、遗传及健康状况有关。初潮标志着青春期的开始，青春期卵巢的功能还不稳定，月经周期也不规则，初潮后，往往相隔数月、半年甚至更长的时间再来月经，以后就逐渐接近 28～30 天行经一次。有规律的月经周期，其两次月经间隔的时间一般不少于 20 天或不多于 45 天。正常月经持续的时间即经期多数为 3～7 天，出血量为 20～100 毫升，平均约 50 毫升，血色暗红。如果女孩到 18 岁还未来月经，或月经周期过长、过短，或经血量过多、过少，或血色偏淡、紫黯有块，以及行经前后伴有明显腹痛或头痛、吐衄、泄泻等全身症状者，都属异常，要及时到妇科就诊。

由于月经期间女性的抵抗力会下降，因此要注意以下这些问题。

1. 做好月经周期的记录　随着月经周期的逐渐规律，要学会和逐渐习惯记住自己每次月经的来临时间，并了解每次月经周期的间隔和月经行经天数。如果到妇科就诊，这些记录会给医生诊断疾病提供重要的参考信息，还可以由此大致估计出下次月经来潮的日期，提前做好准备，避免月经出其不意的来潮而带来的不方便和尴尬。

2. 注意经期的卫生　月经期间，阴道原来的酸性保护环境被经血冲淡，生殖器官的防御功能减退。同时经血又是细菌生长和繁殖的温床，此时细菌还容易上行侵入生殖器官。因此月经期不可游泳、坐浴或者用公共浴盆，避免发生细菌逆行感染。另外，要使用经过消毒的卫生巾或卫生纸，购买卫生巾时要注意生产日期，要以勤换为原则随时更换卫生巾，以免积累血垢刺激阴部皮肤，引起炎症或细菌繁殖，造成细菌感染。若月经将至或外出活动时，应随身携带 1～2 片卫生巾备用。

3. 经期应当禁止性生活　月经期间，子宫内膜剥脱，子宫腔内有新鲜的创面，如果有性生活，就可能把细菌带入，引起生殖器官的炎症，而且还可能使经血量增多或者经期延长。

4. 注意保暖，避免受凉　经期必须注意保暖，在月经期受凉会降低身体抵抗力，导致感冒，甚或引起月经量减少或者月经的突然中止。例如，用冷水洗头、洗澡和洗脚，以及下河蹚水、坐湿草地、下田劳作、淋雨、受寒等，均可导致血瘀而引起痛经。

5. 保持心情愉快及稳定　精神紧张或情绪波动都能影响中枢神经系统的调节功能，从而引起月经失常或加重经期反应，抑郁愤怒的情绪常会引起气滞，进而导致月经后延、痛经、闭经等。青年期的女性不必为月经心烦，可以通过与别人聊天、听音乐等来排解烦躁情绪。

6. 饮食方面　①应吃清淡、味平、富含营养的食物，不宜吃刺激性强的辛辣食物，也不宜抽烟、喝酒，以免刺激血管扩张，引起月经提前和经量过多。②应吃新鲜、容易消化的食物，不宜吃生、冷、难以消化的食物。月经期如吃生冷食物，一则有碍消化，二则易损伤人体阳气，导致经血运行不畅，造成经血过少，甚至出现痛经、闭经等情况。③应多吃些润肠通便的食物，如新鲜蔬菜、水果、花生仁、核桃仁、芝麻仁、蜂蜜等，同时也应该多喝水，以帮助消化，使大便通畅。这是因为月经期间易出现大便干结不通，以致引起盆腔和下半身充血。

7. 避免剧烈运动　月经期间常见腰酸、腰部下坠感、嗜睡、疲倦等不适，不宜过分紧张，可以参加一般劳动，但不宜参加过重劳动和剧烈运动。轻度的运动可以促进血液循环，缓解经期的腰酸、腹胀及痛经，但剧烈运动容易使盆腔过度充血，促使下身血液流动过多、过快，加重盆腔脏器的充血，使经期延长或引起痛经等，体弱的女性还会留下妇科病。因此，应尽量避免参加剧烈的运动项目。

8. 不可拔牙　如果有病牙需要拔除，一定要避开月经期，否则容易发生一种叫干槽症的口腔疾病。该病表现为拔牙后 3~4 天，耳颈部出现持续性疼痛，可放射到半侧头面部，局部淋巴结肿大、低烧、全身不适、食欲下降、张口困难、牙槽窝血凝块溶解、牙槽暴露及坏死等。其主要原因是女性经期唾液中纤维蛋白溶酶的前体激活物增加，达到最大值，当拔牙后的创面与唾液接触时，血凝块过早被破坏，发生代偿性出血而影响愈合，加上细菌乘机入侵，导致该病的发生。

9. **不宜高声歌唱** 经期性腺激素分泌发生变化，声带分泌物增多或充血肿胀导致嗓音发生变化，声音变得闷暗、发干或沙哑，甚至出现破裂声，音调变低、音量变小，发声困难，说话容易疲劳。如果此时放声高歌，往往会造成声带过度疲劳、黏膜下出血等后果，重者可失声。因此，女性在经期不可纵声高歌，发音时间也忌过长。

（三） 乳房

青春期女性乳腺腺体的发育使乳房隆起，为日后哺乳准备了条件。青年期女性若发现乳房过大或过小，两侧不对称，不必惊慌失措，可加强上肢运动促进胸大肌发达，使乳房丰满对称。一般来说，如果乳房弧线长度大于 10 厘米的话，最好戴胸罩，戴大小合适、质地柔软的胸罩对身体有益，如支持乳房、防止下垂，减少由于体育运动和体力劳动造成的乳房震动，保护乳头，预防乳房下部血液瘀滞，保暖等，还可以体现青年女性特有的曲线美和健康美。

由于体内雌孕激素峰值的原因，经期前或行经期间部分女性可能会有乳房胀痛、乳头痒痛、烦躁、易怒等暂时现象，如果多种症状同时出现，可做轻松运动，放松精神，会有一定效果，千万不要用力挤弄乳房、抠乳头，以免破溃感染等。

常常对乳房进行自查，可以对相关疾病做到早发现、早治疗。首先看外形、皮色、乳头形状。其次是触乳房弹性，感觉有无触痛、压痛及肿块。具体方法：用手触摸乳房，先以乳头为中心，画水平和垂直二线，即把乳房分为外上、外下、内上、内下 4 个象限，以及乳晕区（中央区）和乳腺尾部（腋下区），再用指腹与乳房皮肤平行轻轻地按触。千万不要用手抓捏乳房，以免将正常组织误认为肿块。一旦发现乳房有畸形、囊肿、包块等应及时就医诊治。

有关青年女性孕育分娩的内容请参阅本套丛书中的《治未病·孕育

健康的宝宝》。

三、 青年男性的性生理

《素问·上古天真论篇》说："（男子）二八，肾气盛，天癸至，精气溢泄，阴阳和，故能有子；……"青年男性生殖系统发育已经成熟，而生殖系统保健的特殊重要性也就凸显出来。男性生殖系统由外生殖器和内生殖器两部分构成。外生殖器包括阴茎、阴囊，内生殖器有睾丸、附睾、输精管、精囊和前列腺等。

（一） 阴茎

阴茎是男子排泄尿液和性交的器官，可分为阴茎头、阴茎体、阴茎根三部分，由两个阴茎海绵体和一个尿道海绵体构成，外包致密的结缔组织和皮肤。海绵体内部有与血管相通的腔隙，当这些腔隙被血液充满时，阴茎就会勃起。

阴茎的皮肤薄而柔软，富有伸展性，皮下无脂肪组织。皮肤在阴茎头后方与深层贴附紧密，其余部分则疏松，阴茎皮肤自颈处向前反折，形成包绕阴茎头的双层环形皮肤皱襞，称为阴茎包皮。阴茎包皮内如果积存尘垢，容易引发局部感染，必须及时清洁。

（二） 阴囊

阴囊为一皮肤囊袋，位于阴茎后方，由皮肤和肉膜组成。皮肤薄而柔软，富有弹性和伸展性；肉膜内含有平滑肌纤维。肉膜在阴囊正中向深部发出阴囊中隔，将阴囊分为左、右两部分，其内各容纳一侧睾丸、附睾和输精管起始部。

阴囊有易收缩和伸展的特点，阴囊肌与肉膜肌的收缩和松弛可改变阴囊的厚度和表面积，改变睾丸与身体接触的密切程度。天气过冷或皮肤受到外部刺激时，阴囊壁收缩并向上提升，热时则松弛。通过阴囊的收缩和伸展可以调节局部的温度，使之保持低于体温的水平，以利于精子的产生。

阴囊皮肤无皮下脂肪，但有许多皱襞、汗腺和皮脂腺，兼之阴囊位近肛门，故阴囊皮肤的表面常有较多的细菌隐藏，因此必须注意阴囊部位的清洁护理。

阴囊常见的疾病大多是由不良的生活习惯和过于厚紧的内裤造成的，传统男士内裤基本上前面都是双层的，将阴囊紧紧包裹着，常易引起阴囊潮湿、阴囊湿疹等，因此建议大家尽量挑选松软透气的内裤。

（三） 睾丸

睾丸在阴囊内，左右各一，呈卵形。青年男子睾丸的重量为 10～20 克，平均为 15 克。新生儿的睾丸相对较大，从出生后到青春期前发育较慢，青春期后迅速发育增大，老年人的睾丸随着年龄的增大而逐渐变小。睾丸是男性主要的生殖腺，其主要功能有两点：一是生成精子，二是分泌雄激素。在睾丸内部，有数百条弯弯曲曲的小管子，叫作精曲小管，是产生精子的部位。在睾丸曲细精管之间的结缔组织，被称为睾丸间质，主要由圆形或者椭圆形的睾丸间质细胞构成，其主要生理功能是分泌雄激素，也就是睾酮。睾酮的主要作用是促进男性生殖器官的发育和第二性征的出现。

通常情况下，低于体温 4℃ 的温度最适合睾丸的活动，而体温上升是睾丸的大敌。由于睾丸对温度的要求很高，阴囊就承担了调节睾丸温度的重任。当睾丸的温度过低时，阴囊皮肤收缩以阻止热量的流失；而当睾丸过热时，阴囊皮肤就会松弛、散热。许多青年朋友下班回到家后，常常坐在柔软的沙发上，手拿遥控器，看电视一看就是几个小时。殊不知男人久坐在软沙发上看电视，会提升阴囊的温度，不利于睾丸产生精子。另外，穿过于紧绷的内裤、牛仔裤，也会妨碍睾丸自由地上下运动，使它只能靠着体温较高的腹部，这样有可能影响睾丸功能而造成不育。因此青年期的男性朋友在选择下装的时候不要过分追求着装的外观，而应该让身体保持自由、放松。

（四） 前列腺

前列腺形状如栗子，底朝上，与膀胱相贴，尖朝下，位于膀胱的下方，包裹尿道的起始部分，是一个实质性的肌肉性腺器官。作为分泌精液的主要腺体，前列腺是男性特有的性腺器官，需要细心地呵护。例如，多吃清淡饮食，少喝酒，尤其少喝高度酒，可以减轻前列腺的负担；日常饮食中要多吃蔬菜和水果，以减少便秘的发生，这样就减少了会阴部反复充血的概率，降低了前列腺出现充血的风险；晚上七八点以后到临睡前喝水不宜多，尽量少喝或不喝水，不要吃西瓜或喝含咖啡因的饮料，以免憋尿而使充盈的膀胱压迫前列腺；不要久坐和长时间骑自行车，以避免前列腺因受外力压迫而出现充血和循环不畅。

除以上所述外，保护好男性的生殖系统，青年朋友们还要注意以下几点。

1. **防止过度手淫**　目前很多学者认为，手淫是一种正常的生理现象，是在一个时期内解决性紧张的良好自慰行为。有节制的手淫对身体有利而无害，但是从中医的角度来说，手淫太过频繁也属于房劳过度，会导致肾中精气耗损，引起一系列问题。要克服过度手淫，一定要加强思想道德修养，了解有关的性知识并正确对待性问题。

2. **加强营养保健**　现代医学研究发现，食物中有许多营养素，例如，维生素 E、核酸及微量元素硒、锌等对男性的生殖系统都有很好的保健作用，均衡地摄取这些营养素可以维持生殖系统的健康。维生素 E 存在于植物胚芽里；核酸是制造细胞的重要元素，也是制造精子的重要原料；锌是合成蛋白质的重要元素，这与精子的生成息息相关。在食物中，植物性的食品如大豆、花生、萝卜、深绿色蔬菜都是含有锌的食物，而动物性食物中的红肉、肝、蛋黄等都是含有锌的食物。

3. **远离烟酒**　吸烟会造成男性生殖系统功能的改变，使精子发育不正常、活力减弱。同时，吸烟还能够对脊髓的神经中枢起到抑制作用，影响男性的性功能。饮酒会影响生殖系统的发育，特别是对于青年男性。所以，青年人应该远离烟酒。

4. 保持心理健康 青年期的男性，思维非常活跃，对新鲜事物接受能力很强，但是对事物的正确判断力还处于不断的提高当中，加上有强烈的好奇心、神秘感，容易对一些不良事物产生浓厚兴趣，青年人应当自觉地抵制低级色情的东西，使身心健康发展。

四、 青年人的一般发病特点

青年时期是人身体最强健的阶段，所以总的来说青年人很少生病，即使生病，也以实证为主，病轻易治。不过由于此时精力充沛、气血旺盛的生理特点，也使得有些疾病好发于青年时期。

（1）青年人内分泌旺盛，常可由于雄激素水平增高使皮脂分泌增多而引发痤疮。

（2）青年时期身体新陈代谢速度快，对能量和物质需求较多，因此摄食量一般也较大，有些人习惯于暴饮暴食，易于损伤肠胃及造成肥胖；而有些女青年出于对苗条身材的追求，盲目进行不科学的节食，这样容易引发营养不良和神经性厌食症。

（3）青年人气血充盛，活动量往往较大，因此容易出现运动系统损伤，比如大学校园中常常参加足球、篮球、搏击等对抗性较强运动的学生发生骨折的概率就较高。

（4）青年人群中学生和网民比例较高，长期伏案久坐加之坐姿不端正，容易引发颈椎病和痔疮等；过度使用鼠标、键盘会损伤腕、肘、肩关节，导致"鼠标手""键盘肘"，出现食指或中指疼痛、麻木和拇指肌肉无力感，进而引起手部神经损伤、肌肉萎缩；注视电脑屏幕时间过长，会导致明显的眼部损伤，出现近视、弱视等视力减退及视网膜病变等；过多使用耳机，容易损伤听力，引发耳鸣等症状。

以上这些情况都需要广大青年朋友注意防护。

第二节

形形色色说体质

　　俗话说，人上一百，形形色色。虽然同样是青年人，但不同的人容易得的病也不一样，甚至得同一种病，不同的人症状表现也不尽相同。例如，有些人吃一点点辣椒就小便黄赤、大便干结、咽喉肿痛，有些人天天狂吃辣椒却没事；有些人三天两头感冒，有些人两三年才感冒一次。每个人身体的基本状况与易患疾病的倾向都有其个性，因此要具体问题具体分析。

　　众所周知，汉代的张仲景以其极高的医学成就被后世尊称为"医圣"。在《伤寒论》中他谈到一个和体质有关的医学现象，很多读者朋友可能也留心过，咱们就以感冒为例来说一说。如果你细心观察过一些感冒病人，就会发现有些人一感冒体温就迅速升高，医学上称为"发热"，老百姓习惯上叫"发烧"；但是也有一些人从开始感冒到最后痊愈，体温就一直保持在 37℃ 左右，这是为什么呢？张仲景认为"病有发热恶寒者，发于阳也；无热恶寒者，发于阴也"。也就是说那些一感冒就发热的病人，多是阳性的体质；而那些得了感冒一般不发热的病人，则多是阴性的体质。由于阴阳体质的差异，不同的病人临床表现也各不相同，治疗方法当然也要有所区别，这一点往往被很多人忽略。

　　笔者有一位朋友是阳性体质，平常就容易上火，每天泡着金银花当茶喝。他夫人却是个阴性体质，平素怕冷，很少口渴。有一年冬天，因为下大雪，夫妻两人感受风寒同时得了感冒，就买了一些双黄连口服液来喝。朋友自己喝了两天就好了，而他夫人连喝了一周各种症状也不见轻，不得已这才来找我。我熟悉他夫人是个阴性体质，经过系统诊察，断定她得的就是个普通的风寒感冒。他说："你看这奇怪不奇怪，我俩同时感冒，都是喝的双黄连口服液，为什么我两天就好了，她到今天还一点也不减轻，反倒觉得浑身越来越没劲，一个劲儿怕冷还没食欲？"我告诉他，双黄连口服液确实是感冒类非处方药品，但它的功能主治写得很清楚，就是清热解毒，用于风热感冒发热、咳嗽、咽痛，并非适用于所有类型的感冒病人。他自己是阳性体质，即使感受风寒也容易化热，感冒初起就发热不怕冷、流黄鼻涕、口干口渴、咽喉肿痛，所以双黄连口服液有效。但他夫人是阴性体质，从感冒一开始到现在就没有发热过，始终是怕冷头痛、流清鼻涕、口淡不渴，既无咽喉肿痛，小便也是清而不黄，只有外感风寒，而不存在热毒，所以不适用双黄连口服液，而要用辛温解表的药物。然后我给她开了一张处方：葱白 14 根，生姜 7 片，橘皮 1 瓣，加水 500 毫升，煮 15 分钟，加红糖适量，每次趁热服用 200 毫升，每天 3 次，服后盖上被子休息。第二天，朋友打电话很高兴地告诉我，他夫人趁热喝了两次汤药，盖上被子发了发汗，各种感冒症状就很快消失了。

在总论中已经简要介绍过，根据现代学者的研究，一般将人们的体质分为平和、阳虚、阴虚、气虚、痰湿、湿热、血瘀、气郁和特禀等九种类型，而青年人群中最多见的体质类型为平和型，其次为阴虚、湿热、气郁和血瘀型。这些偏颇体质类型的形成可能与年轻人喜欢吃煎、炸、烧烤类食物或嗜好烟酒及生活压力增加有关。除了平和体质外，其他体质类型各有其不同的发病倾向。有个词叫"知人善任"，在这里我们可以改成"知体善防"，只有了解了自己的体质，我们才能有针对性地防治疾病，更好地享受青春生活。

一、 平和体质的特点

在《登徒子好色赋》中，宋玉在形容女子容貌之美的时候说："东家之子，增之一分则太长，减之一分则太短；著粉则太白，施朱则太赤，眉如翠羽，肌如白雪；腰如束素，齿如含贝；嫣然一笑，惑阳城，迷下蔡。"也就是说这位邻家少女的身体高矮和面色红白都恰到好处，难怪其嫣然一笑就能使所有阳城和下蔡一带的人迷恋陶醉，真可谓是"倾国倾城"，美到了极致。

在各种体质类型中，平和体质就是如宋玉所描述的女子长相一样的一种无过之也无不及的体质。具有平和体质的人，其脏腑、阴阳、气血既无偏胜也无偏衰，气血津液循行通畅有序，既不过快也不迟缓，在青年时期多数表现出以下特征：身体健壮，各部分匀称，动作灵活协调；精神既不亢奋也不消沉，处事乐观，态度积极，反应灵敏，从容不迫，情绪轻松稳定，有良好的社会适应能力和心理承受能力。平时既无明显畏寒怕冷，也无异常发热；面色、肤色既光滑润泽又含蓄而不暴露，多为白里透红或红黄隐隐；皮肤光泽致密有弹性，既不油腻也不过分干燥；头发稠密光亮但不油腻，可有少量头屑，无明显枯黄、脱发或过多分叉；眼睛明亮润泽，转动灵活；呼吸通畅，均匀徐缓，嗅觉灵敏；口唇黏膜红润，咀嚼有力，味觉正常，口腔基本无异味；食欲、食量和消化能力良好，食而知味，进食时有适度的欣快感，很少挑食、厌食或暴饮暴食；小便量正常，一般无色，喝水少了显出黄色，排尿顺畅，无尿频、尿急、尿等待、尿分叉或滴沥现象，夜间起夜一般在一次以内；大便一般每天 1 次或 2 次，便质不干不稀不黏，不带脓血，呈黄褐色圆柱状，排便顺畅；女性月经准时来潮，持续时间一般为 3～7 天，出血量在 100 毫升之内，经血一般呈暗红色，不凝固，经期无症状或腰骶、下腹部有轻度下坠酸胀感；男性性能力正常，性欲既不亢奋也不淡漠，精液的量适中，精子活力正常；睡眠节律正常，能迅速入睡并保持一定的睡眠深度，一般睡眠时间在 7～8 小时，早上醒来以后感觉精力充沛；舌质淡红润泽，舌面均匀覆盖薄白舌苔，舌体大小适中且运动灵活；脉象从容和缓，流利有力，节律一致。

总之，平和体质的青年人在体格、生理、心理方面均表现一种持续稳定的平衡健康状态，如《灵枢·天年》所说："五脏坚固，血脉和调，肌肉解利，皮肤致密，营卫之行，不失其常，呼吸微徐，气以度行，六腑化谷，津液布扬，各如其常，故能长久。"平和体质的年轻人一般很少生病，偶然生病也很容易痊愈，对感冒等疾病有一定的抵抗力，其养生调理遵循一般的原则即可。中医学追求"阴平阳秘，精神乃治"，中国人素来讲究"以和为贵"，平和体质无疑是最为理想的体质类型。

二、 阴虚体质的特点与发病倾向

在中国古代哲学中，阴阳是对自然界相互关联的某些事物和现象对立双方属性的概括，简而言之，是对立统一的一对儿就互为阴阳。例如：男为阳，女为阴；火为阳，水为阴；温热为阳，寒冷为阴；干燥为阳，湿润为阴；升浮为阳，沉降为阴；运动为阳，安静为阴；刚强为阳，柔弱为阴；兴奋为阳，抑制为阴。

中医学将阴阳学说运用于医学领域，相对于发挥温热、兴奋作用的阳来说，凡是人体内起到凉润、镇静作用的都属于阴，主要包括精、血和津液。精、血、津液的不足就称为阴虚，阴虚则人体容易燥热和亢奋，因此阴虚体质青年人的主要特征有：体形尖长，身体偏瘦弱；性情外向，活泼好动，容易心烦急躁，精神偏亢奋；手脚心发热，并自觉心胸烦热，或午后、夜间定时低热，如潮水按期而至，即中医所谓"潮热"；容易口燥咽干，饮水量多，有时虽然饮水但感觉不解渴；大便干燥，排便不畅；舌质红，舌苔少或花剥，舌体偏瘦薄。

阴虚体质的特征还包括：皮肤干燥粗涩、缺乏弹性，易生皱纹、易脱屑；面部缺乏润泽，两颧容易发红，午后或激动时更明显，有烘热感；眼睛干涩，视物容易发昏，阴虚阳亢明显者还可有眼球外凸；易有眩晕耳鸣；口唇黏膜干燥揭皮，色泽偏红，口水少而黏；小便量偏少，尿色多黄，易患尿路感染；睡眠较浅，梦多易醒，或睡中出汗；脉象多弦细或偏数。

阴虚体质的突出特点是燥，如皮肤干燥、头屑偏多、涕泪偏少、口唇皲裂、干咳少痰、大便干结等。体质属阴虚者对干燥、温热环境的耐受力差，容易上火，如果过多服用温热或燥湿的药物容易加重身体的不适。

讲到这里，笔者不由得想到了《红楼梦》中的林黛玉，她身体瘦弱，不耐疲劳，食量偏小，每年春分秋分之后必犯嗽疾，多是干咳，而且咳嗽厉害的时候痰中还带血丝，就以上这些而言，她的体质就有阴虚型的倾向。可惜林黛玉从小吃的多是人参养荣丸之类温补的药，所请的太医给她开的方子里又用了较多的人参和肉桂来补气温阳，全然没有照顾她的阴虚体质。难怪在第四十五回中说起黛玉的病症时，宝钗道："这里走的几个太医虽都还好，只是你吃他们的药，总不见效。"

阴虚体质的好发疾病主要有口腔溃疡、鼻出血、急慢性咽炎、支气管炎、肺结核、慢性胃炎、便秘、失眠、消渴及内伤发热等，其养生调理应该遵循以养阴生津为主的原则。

三、 湿热体质的特点与发病倾向

大家一般都用过热水袋，它保温的原理就是热能依附于水，因此释放缓慢。同样的道理，人体内如果既有水湿，又有火热，两者也容易结合起来，表现出复合的病理特性。因此，湿热型体质青年人的主要特征有：形体偏胖；容易心烦，性格急躁易怒；面部油亮垢腻，易生痤疮（一脸的痘痘可以说是湿热体质的明显标记）；口水偏多而黏，口中黏腻，口干口苦，口臭明显，牙龈容易红肿，经常出口疮；身体困重，容易疲倦；舌质偏红，苔黄厚腻。

湿热体质的特征还包括：眼睛容易红赤，目眵明显增多；大便黏腻，排便不爽，容易黏附马桶内壁而不易冲洗，少数人也可便秘，易腹痛泄泻、痢疾，肛门灼热，放屁较多且臭；小便色黄，或混浊短赤，容易尿频、尿急、尿时涩痛；男性可有阴囊部多汗，潮湿瘙痒，容易阳痿、遗精；女性易见白带色黄、黏腻量多、气味腥秽，阴部瘙痒；脉象多滑数。

使湿热体质的人表现上述特征的原因包括湿和热两方面，因此，此类人有些方面与痰湿体质很相似，表现出"腻"的特点，比如头面油腻、口中黏腻、嗜食油腻、吐痰腻、舌苔腻等，又非常容易上火，且病情往往缠绵多日，单用清热药往往效果不佳。

体质属湿热者对夏秋季节的湿热气候或偏湿、偏热的环境不适应。如果过多服用滋阴或温阳的药物容易加重身体的不适。

湿热体质的好发疾病主要有肝炎、各种结石、急慢性胃肠炎、尿路感染、阴道炎、盆腔炎、中风、痛风、痤疮、湿疹、痈疮和疖肿等病症，其养生调理应该遵循以利湿清热为主的原则。

四、 气郁体质的特点与发病倾向

中医学认为气在人体内有升降出入的运动，正常情况下，气于脏腑经络之中畅行无阻，以发挥其各种生理功能。如果由于某种原因妨碍了气的运行，使气郁结而不得疏泄发散，这种情况中医学称之为气郁，大家通常说的"气儿不顺"就是这个意思。因此，气郁体质青年人的主要特征有：形体偏瘦；性格内向、不稳定，忧郁脆弱，敏感多疑，容易恼怒，对精神刺激适应能力较差，注意力不集中，健忘，容易消极，或由逆反心理转而非常积极，认为"人争一口气"；面色苍暗或萎黄，常为忧郁面貌，神情烦闷不乐，或铁青着脸。

气郁体质的生理特征还包括：平时怕热者多，但手脚可稍感发凉；时常感觉乳房、胸胁部胀痛，或有肋间窜痛；呼吸不顺畅，痰多，常感胸闷憋气，喜欢长出气；咽喉处有异物感，很多人会形容为感觉像是咽喉壁上贴了一片树叶，咽不下去也吐不出来，部分人容易出现颈部瘿瘤；食欲不佳，食量偏少，食不知味，少数也可出现暴食，时常食积，易出现胃脘及腹部胀痛、呃逆、嗳气、泛酸等；容易失眠，虽然睡前有疲乏感，但辗转反侧，入睡困难，少数也可嗜睡，睡眠偏浅，梦寐纷纭，眠不解乏，有些人会感觉睡觉时怎么躺都不自在，或有惊悸、怔忡；大便多有排便不畅或便秘，或常有腹痛泄泻、肠鸣、放屁；女性月经来潮时间既可提前，也可错后，或先后不定期，经血色偏暗，小腹坠胀疼痛，经期容易发热、头痛、头晕、生口疮、乳房胀痛及情志异常；男性可有性欲淡漠，容易阳痿、早泄；舌质偏暗，脉弦。

气郁体质最明显的特征表现在精神情志方面，可以概括为"郁闷"。《红楼梦》中的林黛玉生来心性孤高，寄人篱下，处处小心，又易恼怒，和宝玉的爱情又不能成正果，最后郁郁而终。前面曾讨论了林黛玉体质中阴虚的一面，但就上述这些而言，她更是气郁体质的典型。郁闷的人常常需要倾诉或抒发，比如李白的"安能摧眉折腰事权贵，使我不得开心颜"；柳永的"忍把浮名，换了浅斟低唱"；岳飞的"欲将心事付瑶琴，知音少，弦断有谁听"。气郁体质的人当中从来不缺文学家。在当今的青年人中，常感到郁闷的也不在少数，笔者在百度上搜索"郁闷"一词，结果是"找到相关网页约 100 000 000 篇，用时 0.051 秒"，由此各位就大约可以知道气郁体质的分布有多广泛了。

气郁体质对精神压力偏大的环境不适应，不喜欢阴雨天。由于气郁容易化热，因此，如果过多服用补气温阳的药物容易加重身体的不适。其好发疾病主要有抑郁症、失眠、偏头痛、肋间神经痛、慢性咽炎、慢性胃炎、慢性结肠炎、慢性胆囊炎、肝炎、经前紧张征、乳腺增生、月经不调、痛经、闭经、阳痿、早泄等病症，部分人易患不孕症及各种妇科肿瘤，其养生调理应该遵循以理气开郁为主的原则。

五、 血瘀体质的特点与发病倾向

血是构成人体和维持人体生命活动的宝贵物质，有规律地循行于脉管之中，营运不息，灌溉一身，充分发挥其营养滋润的作用，使全身各脏腑组织的功能活动保持正常，为神志活动提供物质基础。如果由于某种原因导致血液循行不畅甚或阻滞，这种情况中医学称之为血瘀。血瘀时，原本正常的血液化为瘀血，一方面堵塞脉络，另一方面也无法再发挥营养滋润作用。因此，血瘀体质青年人的主要特征有：形体偏瘦者居多；性格内向、抑郁，心情易急躁，或有记忆力减退；平时面色、肤色偏暗，有色素沉着或长斑；身体容易疼痛，痛如针刺且痛处固定，如遇跌打损伤，恢复偏慢；肢体可见青紫色的瘀点、瘀斑或出血点，或有静脉怒张，或有肢端发凉；口唇黏膜色泽淡暗或青紫，或感觉口中发黏，虽频频漱口，但改善不明显；舌质紫暗，舌面可见瘀点、瘀斑，舌下静脉曲张；脉象多细涩，严重者脉搏还可有间歇现象，如中医所谓的"结脉""代脉"。

血瘀体质的生理特征还包括：皮肤粗糙、干燥、角化过度，甚或状如鱼鳞；毛发光泽不足、变脆，或有明显脱发；眼眶暗黑或紫暗，戏称"熊猫眼"；女性月经来潮时间易提前或错后，不在行经期亦可阴道突然大量出血或淋漓下血不断，经血量可偏多或偏少，但均血色紫黑，血块偏多，小腹刺痛，疼痛程度一般较重。

由于血瘀可以引起气滞，以及"血得寒则凝"，因此，如果单独服用大量的补气或清热药物容易加重身体的疼痛等不适感。

血瘀体质的所有特征中，最为突出的一个是色暗多斑，颜面眼眶、口唇舌体、肢体肌肤，均颜色偏暗，多有瘀点、瘀斑；另一个是疼痛，中医有句话叫"通则不痛，痛则不通"，瘀血阻滞于脉络之中，会导致头痛、心痛、胸痛、胁痛、胃痛、腹痛、肢体疼痛、痛经等。这些就像是信号灯，提醒有上述表现的人注意："小心，您是血瘀体质，得赶紧调理了。"

血瘀体质的好发疾病主要有高血压、中风、冠心病、糖尿病、痛风、痤疮、黄褐斑、抑郁症、偏头痛、肿瘤等，部分女性易患月经不调、闭经、崩漏及不孕症等，其养生调理应该遵循以活血化瘀为主的原则。

关于各种青年人常见体质具体的调理方法，请大家参阅本书第二章的相关内容。

第三节

悬崖勒马，防范疾病的最后关头
——亚健康

一、 青年人群常见的亚健康表现

（一） 陷入亚健康状态是谁之过

普通人对健康的理解常是仁者见仁、智者见智，而 WHO（世界卫生组织）对其有一个完整的定义：健康不仅指一个人身体没有出现疾病或虚弱现象，还指一个人在身体上、心理上和社会上的完好状态。也就是说健康的人要有强壮的体魄和乐观向上的精神状态，并能与其所处的社会及自然环境保持协调的关系。因此一个健康的自然人，应有正常的生理功能；一个健康的社会人，应能适应社会，并获得社会的认可；而健康的心理正是人的社会属性与自然属性和谐发展的表现。故而健康的标准是立体的，若对此不加重视，会使人们在浑然不觉中，与健康渐行渐远。

我们生活在一个五彩斑斓、日新月异的世界里，但是充斥在这个美好世界中的环境、食品、噪声、微波及其他化学、物理因素造成的污染，往往是威胁健康的隐形杀手，令人防不胜防。此外，伴随着科技文明而来的诸多问题，如生活空间变小、生活节奏加快、工作超负荷、人们情感交流减少，以及个人自我期望值过高、意志薄弱，又或突然、持续的不良精神心理刺激等因素，常常让我们的健康在不知不觉中受到损伤。尤其对于涉世未深、生活和工作经验不足的青年人来讲，处于非健康状态而又不自知，或是不知如何应对这种状态的情况比比皆是。

这是一个变化快于人类适应速度的时代，为了适应现今的社会发展，达到社会的要求，许多青年人透支了自己的身体与精力，改变了已经习惯的、传统的生活方式……想要健康，却遇到来自四面八方的干扰。也许非健康状态的不可避免性，是伴随人类社会发展而产生的必然结果。看看现实生活中的年轻人吧。

"实在太饿了，我就想象自己的嘴里正含着好吃的。"——追求完美身材的女孩采用魔鬼节食减肥法后，被问及"如果太饿了怎么办"时的回答。

过度的节食减肥会伤害我们的身体，产生很多负面影响，如营养不良、骨质疏松、脑功能减退等，可是即便已经出现了各种症状，谁又真正在乎呢？谁又真正停止了这种近乎自虐的生活方式呢？

"世界与我，有 6 小时时差。"——"夜猫族"的独白。

"夜猫族"晚上不睡，早上不起，白天没精神，半夜比谁精神都足。生物钟被彻底地扰乱了，那健康平衡状态很自然地也就随之被破坏了，这又是谁之过？

"专家公布的垃圾食品名单，跟我爱吃的东西一模一样，他们竟然抄袭我的。"——"快餐零食族"的愤怒。

垃圾食品省时、省力、味美，但长期大量食用，很快你的身体也会垃圾成堆，难堪重任。人们已经逐渐意识到了垃圾食品的危害性，可是由于种种原因，却拒绝不了它的诱惑，怎样才能抵挡这些垃圾食品的侵害呢？

"呀，忘了。"——年轻人口中的高频词汇。

记性不好似乎成了一种"流行病"，而许多人并不拿它当回事。对此，有关专家表示，记忆力减退其实是神经系统衰退的症状之一，年轻人应注意及时调整。不然，电影中的早老儿形象就可能是未来的你。

"电脑，让我纠结的爱人。"——"电脑族"的困扰。

在现代青年人的生活和工作中，电脑时刻陪伴左右。不过，与它接触太过亲密就可能会有麻烦。有位朋友毕业后在一家外贸公司工作刚刚一年多，最近她越来越怀疑，身体是不是出现了什么大问题，眼睛不能直视电脑，一看电脑眼睛就疼痛，甚至于无法忍受，而且经常头痛，可到医院检查视力一切正常，最后不得已只好辞职休息。其实，她的情况并非特例，她的眼睛并没有明显的器质性问题，但是却处于非健康状态，如眼睛模糊、疲劳、干涩，有时甚至会出现头疼、慢性结膜炎等，确实给工作和生活带来了不小的困扰。

成为"宅男""宅女"新宠的床上电脑桌，可以让使用者在床上平躺或倚着靠枕，通过调整桌面的倾斜角度来使用电脑。自从有了它，有人索性一躺就是一整天不挪窝。如此这般，肌肉和韧带经常处于受牵扯的紧张状态，脊椎也会出现问题。

我们不断改造着这个世界，总想获得最大限度的利益，殊不知，在得到越来越多物欲享受的同时，我们也在逐渐失去最珍贵、最根本的东西——健康。当还处在本该精力充沛的年纪，我们却已不再身手矫健、思维敏锐，而又并非患有疾病时，"亚健康"这个词就出现在了世人的面前。

（二） 青年人亚健康的特征性表现及其危害

人体一旦处于亚健康状态时，产生疾病的可能性就大大增加了。目前，亚健康状态的主体人群逐渐向低龄化发展，青年人处于亚健康状态时，其主要表现有以下几个方面。

（1）爱出汗，常感冒：经常有自汗、盗汗现象，或稍不注意就会感冒。

（2）爱上火、胃肠功能差：舌尖发红，舌苔厚腻，经常觉得口苦、咽干，没食欲，经常有胃部不适感，大便干燥或腹泻等。

（3）面色憔悴，倦怠无力：即使没熬夜工作或学习，也经常发现眼下方灰暗发青，或晨起疲乏无力、腰酸背痛。

（4）影响生殖功能：男性经常夜梦遗精等；女性经前紧张征反应明

显，如在月经到来前两三天，四肢发胀、胸部胀满、胁肋窜痛，或痛经、月经不调等。

（5）视力下降，常头胀头痛：经常没看几页书，视线就变模糊，并且头部胀痛到不得不停止阅读的程度。

（6）影响发育：青年人若常有食欲不振、代谢紊乱等现象，提示机体对营养摄入不均衡，进一步会影响身体的发育。

（7）心理危害：青年人若处于亚健康状态，会表现出悲观、没耐心、没兴趣等负面情绪。常会影响其性格的成熟、人格的完善，日久甚至会造成不自信、多疑、自恋、偏执等性格缺陷，影响正常的工作、学习和生活。

（8）影响学习：处于求学阶段的青年人，若陷入亚健康状态，会缺乏学习动力，影响学习效率，产生厌学情绪，加上网络世界等外部环境的干扰，有些人甚至不能够完成学业。

（9）埋下疾病的"祸根"：青年人处于亚健康状态，很容易使肿瘤、心脑血管疾病、消化系统疾病和代谢性疾病趁机滋生。这些疾病均有一个缓慢、渐进的发展过程，此时由于青年人身体相对壮实，容易将这些疾病的早期症状掩盖。如果忽略了起始的亚健康状态，就为疾病的产生、发展创造了条件。

（10）染上恶习：年轻人相对于成熟的中年人而言，自我约束、调节能力差，若长期处于亚健康状态，很可能会诱发心理和行为问题，如吸烟、酗酒、吸毒、斗殴等。

（三）健康、亚健康自测

亚健康状态对青年人的危害不浅，甚至比对中年人的危害更甚。那么到底如何来判断自己是否处于亚健康状态呢？让我们来自测一下。

1. 健康自测　参照 WHO 提出的 10 条标准，可对自己的健康进行评判。

（1）精力充沛，能从容不迫地应付日常生活和工作压力而不感到过分紧张。

（2）处事乐观，态度积极，乐于承担责任，不挑剔。

（3）善于休息，睡眠好。

（4）应变能力强。

（5）能够抵抗一般性感冒和传染病。

（6）体重适当，身体匀称，站立时头、肩、臂位置协调。

（7）眼睛明亮、反应敏锐。

（8）牙齿清洁、无空洞、无痛感，牙龈颜色正常、不出血。

（9）头发有光泽、无头屑。

（10）肌肉、皮肤富有弹性，走路轻快有力。

2. 心理健康标准　　需要特别指出的是，心理因素对人体健康有很大的影响，而心理健康是获得机体健康、延年益寿的要素。以往我们对心理健康不够重视，尤其是青年人，而其自身的特点决定其易于产生心理亚健康状态。那么怎样才算心理健康呢？

（1）充分的安全感。安全感是人的基本需要之一，如果惶惶不可终日，人便会很快衰老。抑郁、焦虑等心理会引起消化系统功能的失调，甚至会导致病变。

（2）充分了解自己，对自己的能力做出恰如其分的判断。如果勉强去做超越自己能力的工作，就会显得力不从心，于身心大为不利。长期超负荷的工作，会给健康带来很大的麻烦。

（3）生活目标切合实际。社会生产发展水平与物质生活条件有一定限度，如果生活目标定得太高，必然会产生挫折感，不利于身心健康。

（4）与外界环境保持接触。因为人的精神需要是多层次的，与外界接触，一方面可以丰富精神生活，另一方面可以促使个体及时调整自己的行为，以便更好地适应环境。

（5）保持个性的完整和谐。个性中的能力、兴趣、性格与气质等各种心理特征必须和谐而统一。

（6）具有一定的学习能力。现代社会知识更新的速度非常快，所以人们尤其是青年人必须不断学习新的东西，才能逐渐使生活和工作得心应手，少走弯路，取得更多的成功。

（7）保持良好的人际关系。人际关系中，有正向积极的关系，也有负向消极的关系，而人际关系的协调与否，对人的心理健康有很大的影响。

（8）能适度地表达和控制自己的情绪。人有喜怒哀乐不同的情绪体验。不愉快的情绪必须释放，才不会影响人体。但若发泄过分，既影响自己的生活，又加剧人际矛盾，于身心健康无益。

（9）有限度地发挥自己的才能与兴趣爱好。人的才能和兴趣爱好充分发挥出来的前提是不能妨碍他人利益，不能损害团体利益，否则，会引起人际纠纷，徒增烦恼，无益于身心健康。

（10）在不违背社会道德规范的情况下，个人的基本需要应得到一定程度的满足。当然，方式必须合法，否则将受到良心的谴责、舆论的压力乃至法律的制裁，自然毫无心理健康可言。

以上是对个人健康状态的正向评估，若判别个体，尤其是青年人是否处于亚健康状态，请参看以下的评价标准。

3. 青年人群亚健康自测 "亚健康"的概念一经提出就获得了人们的关注，很多学者也进行了相关研究，故而针对不同的情况，形成了评价亚健康状态的诸多标准，以下是针对青年人的一套常见自测方法。

若以下问题回答为肯定，或以下情况存在，则画钩。

（1）每天早上起床时，是否有持续的头发丝掉落，甚至出现斑秃、早秃等现象？

（2）是否感到情绪抑郁，经常发呆，不知道学习的目的是什么？

（3）是否经常感到身体倦怠、失眠、健忘，或站久了会出现头晕症状？

（4）是否有在上学的途中，害怕走进校园，觉得学习令人厌倦？

（5）是否不想面对老师、同学和家长，有一种自闭症式的渴望？

（6）是否有学习效率、成绩明显下降，做什么事都提不起兴趣的现象？

（7）是否一日三餐进餐甚少？排除天气因素，即使口味非常适合自己的菜，近来也经常食之无味？

（8）是否盼望早早地逃离学校，为的是能够回家，一个人躺在床上休息？

（9）是否对上下学路上的污染、噪声非常敏感，格外渴望清幽、宁静的自然环境？

（10）是否感觉免疫力在下降，流行性感冒一来，自己就首当其冲被其侵袭？

（11）体重：体重有明显的下降趋势，早上起来发现眼眶深陷，下巴突出。

（12）身体感知：身上有某种不适或疼痛却检查不出来问题。

（13）脉搏：脉搏过快，稍微运动后会出现心悸、心慌等症状。

（14）记忆力：突然忘记自己要做的事情，或者突然忘记熟人的名字。

（15）注意力：很难集中精力做某件事情或者不明原因地走神。

（16）睡眠：睡觉时间越来越短，醒来也不解乏。

（17）情绪：经常处于紧张状态，情绪烦躁，对于学习或工作中遇到的事或人过于敏感。

（18）有便秘症状。

（19）经常出现耳鸣。

自测完毕，若你的选择达到或超过 10 个，就说明你已经处于亚健康状态，一定要注意保养自己的身体了。

二、 亚健康的下一站——疾病

（一） 亚健康常会造成的疾病

1. 亚健康与肠道疾病　青年人常因饮食不规律、心理状态不稳定等因素，成为肠道疾病病人。例如，当人的精神状态改变的时候，常会影响到胃肠道黏膜、肝脏等，引起其血流动力学和分泌的失调，以及胃肠道运动功能的变化和紊乱，从而导致胃肠道疾病的产生。

此外，各类微生物在人体的内环境中形成了微生态的平衡，处于亚健康状态的人，其体内的微生态往往失衡，肠内的有益菌群减少，导致有害菌群及毒素的大量产生，从而导致胃肠道疾病，如炎症、溃疡、肿瘤等。

2. 亚健康与青年人的"老年病"　发达国家和城市中除了确诊的病人外，在常人眼中的健康者有一半左右处于亚健康状态。近年来的统计资料也表明，我国目前也有近半数的人处于这种状态。这种不健康的"灰色状态"如果得不到及时矫正，日久便会导致人体功能的紊乱，从而引发各种器质性的病变。目前，亚健康不仅使患心血管疾病、糖尿病等富贵病的人群增加，更使得这些疾病呈现低龄化趋势。

（1）糖尿病：研究表明，患糖尿病的50%女性和20%男性发病之初，都有体形肥胖的现象，胖人罹患糖尿病的机会是瘦人的 2～3 倍，肥胖现象越严重，发病的时间越早。青年人生活无规律、饮食不加节制等使目前 20～35 岁的年轻糖尿病病人在逐年增加。

（2）心肌梗死：目前患心肌梗死的病人年龄层趋向老龄化和年轻化两个极端，前者是高龄化社会的自然现象，后者则多与紧张的生活节奏密切相关。

（3）乳腺癌和大肠癌：乳腺癌、大肠癌同高脂肪、高胆固醇饮食有较高的关联性，而这两种疾病在青年人群中发病率较高。一方面，可能是因为年轻人多有不良饮食习惯；另一方面，与不少年轻人自恃年轻，忽视了健康的生活方式，忽略早期症状有密切的关系。

此外，还有一些老年人常出现的症状，如腰酸背痛、不耐疲劳等也频繁地出现在年轻人身上，这往往是由于有些年轻人长期缺乏运动、气血不能流畅地运行、肌肉僵硬、器官应变能力下降所造成的。

（二） 亚健康与心理疾病的关系

青年人群是一个特殊的社会群体，青年时期是一生中心理变化最复杂、波动最大的时期，也是人生发展的关键时期。尤其是在目前这个群体中，独生子女占较大的比例，他们的心理调节能力较差，心理较为脆弱，在社会竞争日趋激烈的今天，其心理健康问题显得更为突出。严重时，便会有与亚健康相关的心理疾病出现，其中包括的类型有人格障碍、强迫症、焦虑症、抑郁症、疑病症、恐怖症等。

此外，在青年人群中，还有一些特殊症状。

1. 知识焦虑症　它的形成是由于人们对知识的吸收需求成倍增长，而人的大脑不能调适到快速吸收的状态，此时大脑被迫吸收过量信息，就会表现出一系列的紧张和强迫反应。知识焦虑症的症状非常类似于焦虑症，比如说突发性恶心、呕吐、焦躁、神经衰弱、精神疲惫，发病间隔不一定，病发时间也不一定。治疗办法很简单——多休息，控制信息接收量，比如每天限制上网时间，接收的信息少了，知识焦虑症就能不治而愈。

2. 神经性厌食症　当以瘦为美的观点在社会上流行起来后，那些原先只想瘦2公斤（2千克）的女孩，把目标改为5公斤。拼命节食、大量服用轻泻剂、超量运动，凡是用得上的方法，都要试试，力求短时间内练就一副模特般的"肋排骨"。当体重迅速降到正常指标以下后，焦虑反而会加重，她们生怕偶尔多吃一点，便会使体重上升，常有莫名的罪恶感，故而在体重处于正常范围时，仍大剂量服用泻药，此时就要警惕神经性厌食症了！可别小看它，很多人就因为它送了性命！

3. 滥用药物症　人已经躺在床上，心还留在书桌上的那本习题集里，想的是明天老师讲到这道题时，一定要集中注意力，虽然这是一件很难很难的事情。闹钟已经显示凌晨两点半，如果再不去"会周公"，白天又要打一整天的哈欠！无奈之下，翻出安眠药，先吞一粒度过今晚。一次、两次、三次，以后每晚都需要一粒安眠药，否则就辗转难眠！

4. 假期综合征　很多人在长假归来后，人愈发犯懒了。明明要处理的事情一大堆，却半点没有处理的意思。其实这就是假期综合征，按医生的说法是"找错了轻松方式"。缓解压力，有不同方法：有人喜欢打牌，有人喜欢旅游等。无论使用哪种方法，目的都是"让脑袋里绷紧的弦松一下"。如果事情做过头，"弦"一下子完全松脱，调整两三星期也不管用，就得到医院治疗了。这类人以后应尽量避免休长假。

三、 中医眼中的亚健康

（一） 中医对青年人亚健康状态成因的认识

根据中医学理论，亚健康状态的出现和很多因素有关，如先天不足、劳逸失度、起居失常、饮食不当、情志不遂、年老体衰等，当这些原因引起机体阴阳失衡、气血失调、脏腑功能失和时，便会出现种种不适。结合现代青年人的生活特点，中医认为过劳和情志内伤是引发其亚健康状态的重要原因。

其中过劳包括劳神、劳力、房劳，而情志内伤主要是指喜、怒、忧、思、悲、恐、惊这七种情志致病。《三因极一病证方论》中曾记载有："以其尽力谋虑则肝劳，曲运神机则心劳，意外致思则脾劳。"过劳，在现代人的生活中经常会发生，而其中思虑过度既是过劳的主要病因之一，又为情志致病中的重要因素。思虑过度易耗伤心血，出现心悸、健忘、失眠、多梦等症；亦可致气机郁结，影响脾胃的功能，使脾失健运，胃受纳腐熟失职，化精乏源，精微不布，在人体便会出现食欲不振、纳呆食少、形容憔悴等表现。这正与亚健康状态的临床表现相似。

（二） 青年人亚健康的常见中医证型

中医讲究因人制宜，根据亚健康表现的不同特点，将其划分为多种证型。青年人群中常见者有以下八种。

1. 肝气郁结型　胸胁满闷，喜太息，周身窜痛不适，时发时止，情绪低落或急躁易怒，咽喉部异物感，月经不调，痛经，舌苔薄白，脉弦。

2. 肝郁脾虚型　胸胁满闷，喜太息，周身窜痛不适，时发时止，情绪低落或急躁易怒，咽喉部异物感，周身倦怠，神疲乏力，食欲不振，脘腹胀满，便溏不爽，或大便秘结，舌淡红或暗、苔白或腻，脉弦细或弦缓。

3. 心脾两虚型　心悸胸闷，气短乏力，自汗，头晕头昏，失眠多梦，食欲不振，脘腹胀满，便溏，舌淡苔白，脉细或弱。

4. 肝肾阴虚型　腰膝酸软，疲乏无力，眩晕耳鸣，失眠多梦，烘热汗出，潮热盗汗，月经不调，遗精早泄，舌红少苔或有裂纹，脉细数。

5. 肺脾气虚型　胸闷气短，疲乏无力，自汗畏风，易于感冒，食欲不振，腹胀便溏，舌淡苔白，脉细或弱。

6. 脾虚湿阻型　神疲乏力，四肢困重，困倦多寐，食欲不振，腹胀便溏，面色萎黄或白，舌淡苔白腻，脉沉细或缓。

7. 肝郁化火型　头胀头痛，眩晕耳鸣，胸胁胀满，口苦咽干，失眠多梦，急躁易怒，舌红苔黄，脉弦数。

8. 痰热内扰型　心悸心烦，焦虑不安，失眠多梦，便秘，舌红苔黄腻，脉滑数。

（三）　青年人亚健康状态的中医药防治

在中医理论指导下，根据青年人亚健康表现的特点，在辨证分型后运用中药进行防治可获良效。

1. 疏肝理气　肝气郁结者，宜疏肝理气解郁，用药如柴胡、枳壳、白芍、炙甘草、香附、川芎、陈皮等，也可选用中成药柴胡疏肝散等。

2. 疏肝健脾　肝郁脾虚者，宜疏肝健脾，用药如柴胡、当归、白芍、白术、茯苓、薄荷、炙甘草等，也可选用中成药逍遥丸等。

3. 益气补血，健脾养心　心脾两虚者，宜益气补血，健脾养心，用药如黄芪、人参、白术、炙甘草、当归、白茯苓、龙眼肉、远志、炒酸枣仁、木香等，也可选用中成药归脾丸等。

4. 滋肾养肝　肝肾阴虚者，宜滋肾养肝，用药如熟地黄、山茱萸、山药、泽泻、牡丹皮、茯苓、枸杞子、菊花等，也可选用中成药杞菊地黄丸等。

5. 补气健脾益肺　肺脾气虚者，宜补气健脾益肺，用药如人参、黄芪、山药、白术、茯苓、五味子等，也可选用中成药补中益气丸等。

6. 健脾渗湿　脾虚湿阻者，宜健脾渗湿，用药如人参、黄芪、山药、白术、茯苓、薏苡仁、车前子等，也可选用中成药参苓白术颗粒等。

7. 疏肝清热　肝郁化火者，宜疏肝清热，用药如柴胡、香附、川芎、川楝子、黄芩、栀子、龙胆草、牡丹皮等，也可选用中成药丹栀逍遥丸，热重者可用龙胆泻肝丸等。

8. 清热化痰　痰热内扰者，宜清热化痰，用药如黄连、瓜蒌、半夏、贝母、竹茹、竹沥、黄芩、胆南星等，也可选用中成药复方鲜竹沥液等。

四、 要做事前诸葛亮， 积极防治亚健康

"知己知彼，百战不殆"。要防止滑入亚健康状态的旋涡，需要全面、缜密地发现问题。例如，从生活作息、学习、工作习惯等方面寻找影响健康的、不合理的地方，注意饮食营养是否均衡，查看学习、工作、生活的环境是否会影响到身体等。我们要重视亚健康状态带给我们的危害，防患于未然。

（一） 优化日常生活方式

防治亚健康首先要优化日常生活方式。

亚健康状态的产生多与不良生活方式、不健康的行为习惯有着密切的关系，比如吸烟、过度饮酒、高脂肪或过量饮食、缺少运动、睡眠不足、不吃早饭等不良生活习惯，都会使我们健康的身体逐渐转变成为亚健康状态，甚至最后导致各种疾病的发生。所以克服不良行为习惯，建立健康的

生活方式，是我们应对亚健康状态的重要手段。

然而，许多青年人往往对优化日常生活方式并不重视，这种观念必须转变。只有认识到亚健康状态的危害，从思想上重视起来，纠正错误的生活方式和不良的习惯，在日常生活中建立并保持心理健康、膳食平衡、适当运动等良好的生活方式，才能有效地预防和摆脱亚健康，防止疾病的发生。

1. 合理安排作息时间，减少熬夜带来的危害　经常熬夜会使人面色晦暗、眼睛干涩发痒且布满血丝，这是因为人体细胞需要在夜间借助睡眠来更新，而熬夜干扰了这个正常环节，毒素排不出去，内分泌也被扰乱了，小痘痘乘机冒了出来，肠胃功能也会因此而紊乱。常言道，"日出而作，日入而息"，合理安排时间，避免熬夜现象的出现是明智之举。如果熬夜是不得已而为之，则可采取一些措施尽可能降低它对身体的伤害。

（1）熬夜过程中要注意补水，可以喝一些具有清热滋补功效的枸杞大枣茶或菊花茶等。

（2）熬夜之后，要把失去的睡眠补回来。如果做不到，午间的 10 分钟小睡也是十分有用的。

（3）早餐可食用富含蛋白质的食物，如豆浆、鸡蛋等，给大脑补充养分。

（4）如果熬夜影响了视力，使视线模糊，可用菊花帮你的忙。菊花具有养肝明目、解毒清火的作用，将干燥后的菊花或泡或煮，冬天热饮、夏天冰饮，效果颇佳。此外，热饮前用菊花茶热气熏蒸眼部，内外结合，效果更佳。

晒干的菊花亦可做成菊花枕，每天枕着它入睡，醒来时也会感觉目光清澈。

须注意的是，菊花茶虽好，由于其性偏寒，阳气不足、畏寒喜暖的人不宜多喝。

2. 为睡眠坏账"清零"　现代很多人都有睡眠障碍的苦恼，而储蓄健康的第一步就是要为你的睡眠坏账"清零"！

人一生有 1/3 的时间是在睡眠中度过的，睡眠可使全身各系统都得到恢复和休息，从而促进生长、巩固记忆、保持注意力集中和缓解焦虑、紧张等不良情绪。一般来讲，每天的睡眠时间应保证 6 ~ 8 小时。此外，若有条件能花 30 分钟进行午睡的话，会使你在繁忙的一天中有额外的加油感觉，其益处是不可小觑的。

所以，要想为你的睡眠坏账"清零"，就首先要有平常、自然的心态，越是紧张，越是强行入睡，结果就越适得其反。有些人对连续多天出现失眠更是紧张不安，认为这样下去大脑得不到休息，就算不会短寿，也会生病。由此而产生的过分焦虑，对睡眠及健康的危害更大。

其次，寻求并消除失眠的原因。造成失眠的因素颇多，只要稍加注意，不难发现。原因消除，失眠自愈。事实上，不少失眠的人往往是在遭受某种事件的刺激后，引起暂时性失眠，一旦问题解决，压力消除，或本身主动适应了压力的变化，睡眠即能恢复正常。

在这里给大家介绍一些有效改变睡眠习惯的行为疗法。

（1）保持安静、黑暗的睡眠环境，卧室中不要放置发出响声的钟表，没有完全睡醒前不要看时间。

（2）下午五点以后不要喝咖啡或茶之类容易让人兴奋的饮用品。

（3）餐后不要立即躺下睡觉，稍微走一走，帮助肠胃消化。

（4）只有睡觉时才上床，不要养成在床上读书、看电视、吃东西、思考问题或工作的习惯。

（5）不要采取一些不正确的方法促进睡眠，如饮酒、上床后数数，或在前夜没睡好时采用次日延长卧床时间的办法来补"瞌睡"等。

（6）坚持适度的有氧锻炼。

（7）坚持白天不睡觉、少休息，以使晚上尽可能疲倦，从而缩短入睡过程。当然，有些人可能担心不午休会影响下午的工作效率。影响的确会有，但从长远来看，为克服失眠和最终形成良好的生活习惯，这种暂时的损失还是值得的。

（8）尝试一下自我暗示调适法：语言心理学领域中相关研究表明，"放松些"比"别紧张"在缓解紧张情绪上具有更好的自我暗示效果。因为在以"别紧张"进行自我暗示时，可能已经无意中引发了与"紧张"有关的情绪体验。所以当失眠者这样进行自我暗示"今晚我一定可以睡个好觉"时，内心却响着另一个声音："万一睡不着，该怎么办？"其调适效果可想而知。故而睡觉前应放松心情，保持良好心态，有助于尽快入睡。

（二）保持健康的心理

1. 乐观面对生活　保持心理健康要有乐观的心态。玛格瑞特说过："人们需要快乐，就像需要衣服一样。"生活中每个人都不可避免地承受着各种各样的压力，善于处理压力，坦然面对遇到的困难，可使人体的气血调和、阴阳平衡。人体生理功能得到有效调节，自然会远离亚健康状态。

2. 自我调适以利于心理的健康发展　青年人常常由于心理状态的不稳定而无法调适好自身的状态，此时首先要做到端正心态，不过分看中结果。然后从生活、工作、学习时间的合理调节入手，注重劳逸结合，科学支配时间，合理制订计划，养成良好的生活习惯。

注重培养健康的兴趣爱好，充实业余生活，陶冶情操，有利于心理的健康发展。对已经影响自己工作、学习、生活的不良情绪，可用积极的方法进行"发泄"或"转移"。比如，体育活动、听音乐、聊天都可以使不良情绪得到"转移"，把消极的情绪转化为积极乐观的情绪。

青年人容易因过强抱负而产生紧张感或对环境的敌意，可以主动自我调整以舒缓压力。比如，记录易致急躁的事例，找出原因，每周核对；听别人讲话时，学会保持安静，不贸然打断；放弃同时做几件事的习惯；要等候（如排队）时，不妨带本书以随时翻阅；若工作时间较长，要注意安排中间的休息调整。而针对敌意感的调适，首先要做到心态平衡、尝试理解，淡化对他人"冒犯"自己的敏感性；学会感激人，说话时两眼正视对方；学会向所有认识的人微笑；出现分歧时，留出时间静心思考，不要断然肯定自己是对的，不妨先检讨自己；经常参加一些娱乐性活动等。

沉思亦是一剂良药。保持一个舒服的姿势，闭目静思，回忆过去的美好经历，或遐想未来的种种妙事。在此过程中，全身心地放松，可忘掉不快、消除疲劳、恢复良好状态。

幽默是生活的调味品与润滑剂，可以给人们带来欢乐，缓解生活中的矛盾，改善人际关系，甚至能助人战胜困难和增强生活的信心。所以，让幽默靠近你，时刻保持乐观心态，长此以往，必然有利于身心。

3. 适度关爱青年人　舒天丹说过，"教育孩子如育花，精心浇水、施肥、呵护，方能成功。但事实上并不是所有人都能养好花，不懂得就要向别人请教，学习养花的经验与艺术"。长辈们应注意调整对青年人的关爱方式。青年人的心理发展非常迅速，且此时健康的心理发展会对其人生产生重要的影响。所以应该"关注"他们，而不是"过度关爱"——生活上无微不至、事必躬亲，精神上过于专制、强加于人。"过度关爱"会给青年人造成过重的精神负担和心理压力，不利于其心理的健康发展。所以以下几点是父母需要注意的。

（1）关注心理需求：心理学家发现，不少人的心理问题根源就在于早期心理需求没有得到合理而足够的关注。而心理需求的合理满足，是形成青年人的信任感、责任感，以及情绪稳定、健全个性发展的前提。

（2）期望要适度：在提出期望之前，不妨先对青年人的特点、兴趣范围、个性特征做出大致评估，根据其自身发展的特点作为期望的参照和出发点，把期望转化为青年人自身发展的内在动力。

（三）　饮食预防亚健康

"民以食为天"，饮食为预防亚健康状态的重要环节。"病从口入"，若不设防，那么外环境的有害物质就很容易进入人体内。再加上生活中种种不拘小节的行为影响肠胃的功能，日久就会影响营养物质的吸收，甚或出现身体消瘦、少气无力等表现。所以，在日常生活中需要注意以下几个方面。

1. 注意均衡营养，定时定量 保证均衡营养，对人体非常重要。若营养吸收不足，会影响脏器功能活动，使它们消极怠工；而营养过剩又会带来负担，易使人体产生肥胖和各种疾病。所以，营养均衡与吃多吃少、饮食物的类别和质量都有关系。日常生活中应该尽量不挑食、不偏食。青年人生理代谢旺盛，特别是承受工作、学习的心理压力时，会迅速消耗很多营养物质，更应及时有效地补充人体所需的各种营养成分。

青年人的膳食总的来讲应该做到食物多样，以谷物为主，有荤有素；多吃蔬菜、水果和薯类，常吃奶类、豆类和豆制品，经常适量吃鱼、禽、蛋、猪瘦肉，少吃肥肉和荤油。一日三餐应定时、定量，注重合理均衡，比如早餐尽量选择热能高的食物，来保证上午的活动消耗；午餐既要补充上午的能量消耗，又要为下午的消耗储备能量，因此午餐食品要有丰富的蛋白质和脂肪；晚餐要做到吃得适量、吃得好，尽量不要吃得太晚，中医常讲"胃不和则卧不安"，过多、过饱都会加重胃肠的负担，从而影响睡眠。

此外，青年人在快节奏的生活中常在忙时忽略进食，让肠胃空转；接下来为弥补不足，又使胃肠过度负荷，这些都会损伤胃肠功能。均衡的运转是保持肠胃良好功能的先决条件，故而除了平时要注意外，在节日、交际、聚会、酒宴及日常偶尔的"打牙祭"时，亦应注意不能暴饮暴食。正确的饮食习惯的养成和保持，是你远离亚健康状态必须要重视的！

2. 远离亚健康，补充维生素很重要 人体对维生素的需要量虽然微乎其微，但如果供给不足，会影响物质代谢，影响健康，亚健康状态乃至疾病就会发生。例如，维生素 B_1 主要来源于粮食作物种子的表皮和胚芽部分，由于粮食制品的精加工或重复加工多，维生素 B_1 的损失、破坏明显增加，从而造成人体摄入不足。

维生素 C 有助于保持认识活动（记忆和学习）的有效进行。维生素 C

含量多的蔬菜和水果有石榴、香芹、甜椒、猕猴桃、草莓和橙子等。而香蕉被称为"高能量的食品"，含有极易被人体吸收的碳水化合物，同时还富含钾。

所以，日常生活中要注意调整每天摄入饮食的结构，"粗细结合""黑白混搭"，适当增加果蔬的摄入，对于保持健康状态非常重要。

3. 饮水防治亚健康　饮水得当对人体来讲有诸多的好处，但是怎么喝才最好呢？首先，清晨一杯白开水，是一天美好生活的开端。人体经过一夜的新陈代谢，体内垃圾需要清除，此时饮用白开水是最好的！因为如果是糖水或加入营养物质的水，需要一定时间在体内转化，不能起到迅速冲刷机体的作用。

若想减肥，喝水还是最简单有效而且十分经济的方法。怎么喝才能达到最佳效果？答案是餐后半小时。此时喝水有助于胃肠道的蠕动，而且体内的很多化学反应都要借助于水作为介质而进行，代谢产物中的毒性物质也要依靠水来消除，适当的饮水可以营造一个清洁的内环境。所以餐后半小时饮水，对致力于减肥的人群来讲，是个很好的方法。

此外，喝适量的水还能帮助我们摆脱疾病。比如感冒，多喝白开水不仅可以促使汗出和排尿，体内细菌病毒迅速排出体外，而且有利于体温的调节。因为感冒时人体会有出汗、呼吸急促、皮肤蒸发的水分增多等表现，身体会出现"干旱缺水"的表现，这时就需要补充大量的水分。再比如咳嗽、痰多时，多饮水，尤其是热水，可以稀释痰液从而使痰易于咳出；增加尿量，促进有害物质的迅速排泄；缓解气管与支气管黏膜的充血和水肿，使咳嗽的频率降低。喝水的益处多多，所以不可不喝。

4. 零食改善亚健康状态　感到疲劳时，可以多吃些碱性食物和富含维生素 C、B 族维生素的食物，"小零食"家族中就有这样的成员，既能满足我们的嗜好，又能消除疲劳。

（1）供给能量的食物：饼干、巧克力。

饼干的主要成分是淀粉，它提供的能量主要来自碳水化合物。上午十点、下午两三点，吃几块饼干、巧克力，喝一杯饮料，在补充能量的同时，也为你的健康加点油。

（2）优秀的能量补充剂：干果。

在我们疲劳时，嚼些花生、杏仁、腰果、核桃等干果，可很好地补充体能。因为干果中含有大量丰富的蛋白质、B族维生素、维生素E、钙和铁，以及植物性脂肪。

（3）机体的必需食品：乳制品。

乳制品能够为我们提供蛋白质、维生素和钙质，而且不会含有太高的脂肪。年轻人常吃的含钙丰富的脱脂酸奶，不仅不会让我们变胖，还可以帮助肠道做运动，有利于保持体形。

（4）缓解便秘的龟苓膏。

龟苓膏以名贵的鹰嘴龟和土茯苓为原料，再配以生地黄等药物精制而成。其性温和、不寒不燥，具有清热祛湿、止瘙痒、去暗疮、润肠通便、养颜提神的功效。

（四）科学锻炼，增强体质

1. 锻炼使我们更健康　合理、恰当的体育锻炼是增强体质的重要途径。但在锻炼时要注意讲究方法，采取适合自身的锻炼方式和适当的运动量，否则就会产生适得其反的结果。研究表明，慢跑、游泳、做体操、跳绳、打乒乓球、打羽毛球、快走等中低强度的有氧运动，可以促进新陈代谢，加速全身血液循环，增加血液含氧量和大脑血氧供应，有效缓解脑疲劳。

加拿大研究人员的一项最新调查发现，对于女性来说，无论处于哪个年龄段，多锻炼都有助于防止日后患上老年痴呆症，而年轻时多锻炼对预防老年痴呆症的效果最明显。这个研究小组的成员介绍说，他们对9 300多名美国老年女性进行了问卷调查，记录她们在18岁前、30岁、50岁及老年等几个不同年龄阶段的锻炼习惯。调查发现，不管在什么年龄段，女性经常锻炼均有助于降低患老年痴呆症的风险。而在18岁之前经常锻炼往往会取得最佳效果，在这一年龄段经常锻炼的女性进入老年后患老年痴呆症的风险要比其他人低30%。故而锻炼应该趁早，不要等上了年纪才意识到锻炼的重要性。

对于青年人而言，越来越多的工作、学习任务使得他们的户外运动时间少之又少。体育锻炼可以调节神经系统，放松心情，减少抑郁的发生，有助于人们改善亚健康状况。比如，跑步可增强心血管系统的功能，改善大脑供氧状况；打太极拳、练气功等可消除工作、学习、生活中的紧张感；打篮球、踢足球等可增加参与体育活动的乐趣，使紧张思考的脑细胞获得最佳"轮休"。但也应该注意，运动量应因人而异，不应过大；否则，易产生全身性的肌肉、关节疲劳，反馈给大脑，压抑大脑皮层而影响思考分析，从而适得其反。现在已有量化后的体质测定标准，据此可以进行体质测定，有针对性地进行体育锻炼，调节作用会更明显。比如，在刚开始进行有氧运动时，应注意循序渐进，逐渐增加运动量，给机体一个适应过程，以运动时心率接近靶心率［（170-年龄）/分］的运动量为宜。此时，人会感到轻度呼吸急促、心跳快于平静状态、周身微热、面色微红、流少量汗等。若感到明显心慌气短、心口发热、头晕、疲惫不堪，则表明运动量过大；若运动中"面不改色心不跳"，则说明运动量不够。每周运动次数不应少于3次，每次应坚持至少30分钟，一段时间后可适当增加运动时间。

科学合理的运动是许多处于亚健康状态的人调整状态、消除疲劳、振作精神、走出亚健康状态的关键。

2. 简便有效的锻炼方法 有一些花费时间较少、简易有效的健身方法，长期坚持可以起到消除疲劳、远离亚健康、预防疾病的作用。

（1）叩头与梳头：每天早晨或晚上睡前轻叩头部，可以刺激头部的穴位。具体方法：全身直立，放松。双手手指轻叩头部，从前额向头顶部两侧叩击，再从头部两侧向头中央叩击。次数自定，一般50次左右。

梳头最好选黄杨木梳，或以手指代替。先直梳，从前额经头顶部到后部，逐渐加快；然后斜梳，先顺头形梳，将头发梳顺，再逆向梳，再顺头形梳。每天一次，每次 3~5 分钟，每分钟梳 20~30 下。梳头可通过刺激头皮，松弛头部神经，促进局部血液循环，调节经络，达到消除疲劳、强身的效果，对脑力劳动者尤为适宜。但要注意不可用力过猛，以免划破头皮。

（2）击掌与浴手：先两手前平举，五指伸开，用力击掌，刺激两手上相应穴位，一般在 20 次左右。然后取习惯体位，心静神凝，耳不旁听，目不远视，意守丹田，两手合掌，由慢到快将手搓热。

（3）搓面：把搓热的手平放在面部，两手中指分别由鼻根两侧向下至鼻翼两旁，反复揉搓，到面部发热为止。然后闭目，用双手指尖按摩眼部及周围。

（4）搓耳：耳郭上有很多穴位。用两手食指、中指、无名指三指，前后搓擦耳郭。次数视个人情况而定，一般以 20 次左右为度。

（5）搓颈：两手食指、无名指反复按摩颈后部的风池、风府穴，力量由轻到重，直到局部发热。

（6）叩齿："百物养生，莫先口齿"。民谚说："朝暮叩齿三百六，七老八十牙不落"，"齿健人长寿"。中医认为，牙齿与肾脏关系密切。"肾主骨，齿为骨之余"，即肾中所藏之精气可以促进人体骨骼的生长，牙齿是人体骨骼的一部分，牙齿松动，与肾气虚衰及气血不足有关。常叩牙齿，能强肾固精，平衡阴阳，疏通气血，畅通经络，增强机体的健康。现代研究表明，叩齿能刺激牙周组织，促进牙周血液循环，兴奋牙神经和牙髓细胞，对牙齿有清洁作用，同时可以保障牙齿坚硬稳固、整齐洁白。

固牙健身叩齿法具体如下：精神放松，口唇微闭，心神合一，默默叩击，臼齿 36 次，门牙 36 次，轻重交替，节律有致。叩齿结束后，可用舌头在口腔内搅动，先上后下，先内后外，搅动数次，亦即"赤龙搅天池"，可起到按摩齿龈、促进牙龈部血供的作用。最后在口腔中逐渐聚集唾液，分次吞咽。唾为肾之液，与人体的摄生保健关系密切。《红炉点雪》中载："津既咽下，在心化血，在肝明目，在脾养神，在肺助气，在肾生精，自然百骸调畅，诸病不生。"由此可见吞咽唾液的益处。

但患有严重牙病的人，叩齿法可能并不适用，主要因为叩齿力大，恐损伤牙齿。在这种情况下可以将叩齿换成咬齿。明代医家张介宾就曾在《景岳全书》中介绍了他的护齿、健齿经验："古有晨昏叩齿之说，虽亦可行，然而谷谷震动，终非尽善之道。余每因劳因酒，亦尝觉齿有浮突之意，则但轻轻咬实，务令渐咬渐齐，或日行一二次，或二三次，而根自固矣。"其谓咬齿，可视为对叩齿法的灵活应用，二者都属于牙齿的自我保健按摩运动。

（7）腹式深呼吸：采取直立位，两手叉腰，采用腹式呼吸法先吸气，稍作停顿，再慢慢呼气，直到吐完为止，然后再次深深吸气，反复十余次。

（五）重视脑保健

青年人会经常因为各种原因过度用脑，故提高脑保健意识，科学使用大脑，可以预防大脑疾病和大脑功能衰退，让我们更加愉快、乐观地健康生活。具体方法如下。

（1）要防止大脑功能衰退，首先要勤用脑，因其可以提高脑神经的灵敏性，同时还能开发大脑潜在的能力。

（2）好的饮食习惯利于健脑，尤其是早餐一定要吃好。人在睡眠时，大脑仍然在消耗能量，营养早餐可以让血糖缓慢上升，保证能够持续供应脑部能量。并且吃东西的时候尽量多增加咀嚼次数。研究发现使用咀嚼肌时，刺激会传到脑干、小脑、大脑皮质，提高脑部活动，充分咀嚼还有助于分泌胆囊收缩素，这种激素能随血液流动进入大脑，提高记忆力和学习能力。

（3）体育锻炼有益大脑。经常参加体育锻炼的人，肌肉中储存氧气的"肌红蛋白"也多，肺的摄氧量也大。充足的氧气供应，能及时把劳动和用脑时的代谢产物乳酸和二氧化碳迅速排出体外，而不至于产生疲劳。运动时由于精神奋发，心情舒畅，可促进大脑释放出特殊的化学物质，这对促进记忆力和智力的发展都有良好的作用。

（4）注意预防脑部疾病、保护大脑健康。脑膜炎、脑外伤、脑震荡、一氧化碳中毒引起的脑损伤，都可使大脑功能遭受损害。不滥用药、不吸烟、不过量饮酒也是保护大脑健康的良策。

（5）缓解脑疲劳的小体操：青年人经常伏案学习、工作，若是感到精力不足，思维反应速度变慢了，可以做一些缓解脑疲劳的小体操，不用花太多时间，就能达到很好的效果，不妨试试看。

首先，坐在椅子上，手按着头部，并用力把背伸直，然后将自己的头往前，胸部放松，如此反复进行5次，可以舒展头部、肩部、上背部的肌肉，肌肉一旦放松下来，便可以使疲劳得到缓解。其次，将手臂向上伸，然后再像扔东西那样轻松地放下，同时肩部也要放松，如此反复做5次，可以舒展肩膀和手臂的肌肉，以消除这些部位的疲劳。此外，还可以将头分别轻轻地往前、后、左、右弯曲，重复数次，可以促进头部的血液循环，放松自己的脖子，消除该部位的疲劳。分别用双手敲打自己的肩膀、头背、腰部，如此各敲打5次，可起到缓解肩颈部肌肉紧张、消除疲劳的作用，同时还可以促进头部的血液循环。背靠着椅子坐直，然后把手臂前后摇摆5~6次，可起到缓解肩关节和手臂肌肉的紧张、减轻疲劳的作用。

（六）音乐调理亚健康

青年人大都喜欢听音乐，音乐不仅能给我们带来听觉上的美妙享受，在中医看来，角、徵、宫、商、羽五种音调与肝、心、脾、肺、肾五脏是相对应的，恰当地运用音乐也可起到调理亚健康的作用。

1. 助你入眠　睡觉前可选择催眠助睡或镇静性的乐曲，所选的乐曲一般具有以下特点：旋律轻柔甜美，委婉抒情或简洁流畅；节奏平稳柔慢，或似摇篮式旋律；速度徐缓；音色柔和舒展或略带深沉；具有安详、幽静的风格，表达温馨亲切或爱抚安适的情感。

例如，民族乐曲可选择《渔舟唱晚》《春江花月夜》《良宵》《二泉映月》等。西方古典乐曲可选择莫扎特、勃拉姆斯、舒伯特等作曲家的《摇篮曲》，马斯涅的《泰伊思冥想曲》，柴可夫斯基的《秋之歌》，海顿的《小夜曲》，舒曼的《幻想曲》等。

此外，白天可选择一些兴奋性乐曲，以提高兴奋度。此类乐曲节奏明快坚定，多为进行曲节奏，速度稍快，音色饱满有力或庄严雄伟，或尖锐清脆，力度较大，抑扬顿挫，加上多重打击乐器的使用，会形成激昂、兴奋的情绪和热烈而活跃的气氛。

民族乐曲中可选择《得胜令》《步步高》《娱乐升平》等。西方古典乐曲中可选择贝多芬的《命运交响曲》第一、四乐章，肖邦的《军队波兰舞曲》，伊凡诺维奇的《多瑙河之波》，格林卡的《幻想圆舞曲》，贝多芬的《降E大调第5钢琴协奏曲》等。

2. 调节抑郁状态　对处于抑郁状态的人群，还有一些旋律优美、欢快活泼的乐曲可以帮助你。这些乐曲往往节奏明快清晰，速度中等，音色清新明亮，风格明朗秀丽，能够表达一种愉快、向上的情绪；或是柔和抒情，能给聆听者带来平静的心情。

民族乐曲可选择《春江花月夜》《平湖秋月》《喜洋洋》《春天来了》《心花怒放》《喜相逢》等。西方古典乐曲中可选择柴可夫斯基的《如歌的行板》、门德尔松的《春之歌》、老约翰·施特劳斯的《拉德茨基进行曲》、肖邦的《E小调第一钢琴协奏曲》第三乐章、小约翰·施特劳斯的《维也纳森林的故事》等。

总之，音乐集感觉、运动、情感、交流于一体，可以影响人的心情，改变人的行为。其具有卓著的情感及精神效应、联想效应和身心效应，在调节亚健康人群的生理和心理状态时，往往会有意想不到的效果。

此外，应及时就医，消除"隐患"。有病应当及时就医吃药，将疾病控制在"萌芽"状态。一方面，要防止知病不就医的情况；另一方面，也要避免小病大养，乱治乱医。

亚健康状态像一条绳索捆绑着我们，让我们感觉束手束脚，行动不便。解开绳索，处于青春期的我们就能像小鸟一样在天空中自由的飞翔。那就让我们行动起来吧，为了健康青春，加油！

（李　宁　邵　雷　吴　峰）

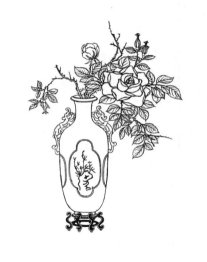

第二章

青年人养生之法

第一节

精神养生

精神是生命活动的最高形式，被中医学认为是生命的主宰，《素问·移精变气论篇》中说："得神者昌，失神者亡。"因此，养生学认为"人有三宝：精、气、神"，以颐养精神作为养生中的最高境界。比如气功锻炼的基本要求是"调身—调息—调心"，即首先调整身形，进而调整呼吸，最后是调整心神。关于如何颐养精神，笔者将分四个方面来讨论。

一、 保持一颗淡泊宁静的心

《素问·上古天真论篇》中有句名言："恬惔虚无，真气从之，精神内守，病安从来。"淡泊与宁静是养神的基本要求。古人云："少要稳当。"对于容易躁动的青年人来说，保持一颗淡泊宁静的心尤其重要。

所谓淡泊，不仅是人们常说的淡泊名利，而且是一种针对所有欲望的态度。欲望从某种意义上讲是人生的驱动力之源，所以正常的欲望要有，而且要适度满足，可以带来欣悦之感，有助于养神。但是欲望不能过度，把饮食男女、金钱地位、功名利禄等看得太重，竭尽全力去满足，就会使精神疲惫不已，不得休息，得不到满足的时候又会烦躁不安、产生愤怒，这样人就成了欲望的奴隶，生命和健康就像被过度的欲望绑架了。所以说，要把欲望控制在正常限度内，凡事不可太过执着。

《菜根谭》中说："醲肥辛甘非真味，真味只是淡；神奇卓异非至人，至人只是常。"在戏剧《铡美案》中包拯有几句台词:"论吃还是家常饭,论穿还是粗布衣,知冷知热是结发的妻。"这些话其实都充满了人生智慧,知足者方能常乐,要学会欣赏自己已经拥有的,"以恬愉为务,以自得为功"。

笔者曾经问一位 90 多岁依然非常健康的老红军为什么身体倍儿棒、吃嘛嘛香,能把萝卜干儿就馒头、小米儿粥吃得跟燕窝、鱼翅似的。老人家说自己小的时候是给地主家放牛的,基本没吃饱过,长征过草地时吃过草根、皮带,三年困难时期更是忍饥挨饿、备受煎熬,所以觉得现在天天都能吃饱饭就像每天都过年一样,非常开心。反观现在很多人锦衣玉食却整天发愁吃什么,笔者不禁感慨:吃饭的时候,哪怕食物再便宜再普通,都要把它当成世界上最好的食物去吃,怀着感恩幸福的心细嚼慢咽,从养生的角度来看,这一点远比计较食物的营养成分更重要!

同理,不要动不动就嫌你的妻子不够漂亮,把她当成世界上最美的人来善待,肯定有助于维护家庭的幸福和谐;不要总嫌自己职位低,要先想想当前的工作自己是否已经干得足够好了;不要总嫌自己发展得慢,尽心尽力就好,要知道罗马不是一天建成的。

总而言之,欲不可绝,但更不能纵,要戒绝贪念、邪念,"不义而富且贵,于我如浮云",让少量的正常欲望适度地得到满足,面对欲望的诱惑,多一分淡泊才能使精神得到怡养,才能享受人生的快乐。

所谓宁静,是指心态的平和安静。老子曰:"重为轻根,静为躁君。"《素问·痹论篇》中说:"静则神藏,躁则消亡。"唯有宁静则百虑不思,神不过用,气血循行不失常度,有助于神气的潜藏内守。因此,古代的养生家打坐、站桩,"皈心静默,乃可以长生"。宁静还有助于精神专一,拓宽思路,产生灵感。每当一灯萤然、万籁俱寂之时,正是很多学者文思泉涌、笔下生花之时。反之,神气的过用、躁动往往容易造成耗伤,会使身体健康受到影响。

要想保持心态宁静,除了节制思虑外,还需要尽力避免扰动精神的各种因素，比如严格遵守道德法律，大公无私、行为磊落、与人为善，坚决不做损人利己的事，即所谓"平生不做亏心事，半夜叫门心不惊"。再有就是减少环境噪声，居室墙壁尽量不采用大红、大黄等鲜明刺激的颜色。当然，在实际生活和工作中，有时迫不得已要处理一些烦琐的公务、身处于嘈杂的环境，那就要提醒自己在纷繁扰攘之中保持一颗宁静的心。

二、 积极轻松， 手忙脚忙心不忙

传统养生学讲究淡泊宁静，是受道家"清静无为"思想的影响，但这里的"无为"是不妄为，而不是不作为。正确的精神调养，必须要有正确的人生观。青年人富有激情，可一旦受挫，又很容易立刻变得消极、焦虑。只有对生活充满希望，心中充满阳光，努力奋斗，积极向上，同时又能保持轻松，不过分紧张的人才能更好地促进身心健康。

面对同样半杯水，消极的人会遗憾地叹息："唉，只剩半杯了。"而积极的人会庆幸地说："哈哈，还有半杯水！"所以，消极的人容易悲观郁闷，积极的人则对生活充满希望，身心容易愉悦。另外，处事积极的人就会拥有理想，充满自信心，而顽强的意志和毅力是战胜疾病的极为重要的力量。《灵枢·本脏》中说："志意者，所以御精神、收魂魄、适寒温，和喜怒者也。"这就是说意志具有统帅精神、调和情志、抗邪防病等作用，意志坚强则有助于维护健康。许多老红军得享高寿的一个重要原因是他们的革命乐观主义精神。

但积极的时候不要紧张，保持轻松同样重要，否则就会急躁、焦虑，给精神调养带来不利影响。手忙脚忙心不忙，面临挑战时，多一分从容应对；在努力奋斗的间隙，保留一点"采菊东篱下，悠然见南山"的安闲。张弛有度，才能使精神振奋而不紧绷，放松而不疲沓，易于保持最佳状态。

三、 管理好自己的七情

情志是精神活动的重要方面，某些情况下还可以对脏腑生理功能的调节发挥积极影响，但当情志超过了人体承受的范围时，就会影响身心健康。因此，历代养生家都非常重视调和七情。

节制法：就是以理智节制情感，保持心理平衡。《吕氏春秋·卷二》说："欲有情，情有节，圣人修节以止欲，故不过行其情也。"当情绪产生时，一般不宜强行遏止，但情绪过度就可能产生伤害。以大怒为例，怒伤肝，怒则气上，过怒会出现头痛头胀、呕血、呕吐、腹痛等症状，甚则昏厥。所以要多想情绪过度带来的不良后果，适当表达即可，一定不要失控。

1. **疏泄法**　就是指通过适当的方式宣泄表达出来，以恢复心理平衡。例如，遇到不幸，悲痛万分时，不妨痛痛快快大哭一场；遭逢挫折，心情压抑时，可以通过散步、唱歌或大声呐喊，将内心的忧愁发泄出来。当然发泄不良情绪，必须通过适当的途径和渠道，绝对不能采用不理智的冲动性、伤害性的行为方式，否则就会带来新的烦恼，从而引起更多的不良情绪。此外，还可以通过对话聊天等，借助于别人的疏导把憋在心里的忧思宣散出来。

2. **移情法**　即通过一定的措施改变人的思维角度，或改变其所处的社会、自然环境，使其关注焦点转移到其他事物上去，暂时脱离与不良刺激因素的接触，从而从情感纠葛中解脱出来。比如，有位小伙子在地震灾害中失去了挚爱的女友，每天沉浸在悲痛的思念之中，只想着要殉情，有位朋友就劝他说："你觉得你女友是希望你幸福地活下去，替她照顾好她的家人呢？还是希望你选择死亡呢？上天让你从地震中幸存下来是为了让你负起两个人的责任，而不是让你再伤害自己一次。"听了朋友的话之后，小伙子终于鼓起勇气面对人生了。情绪不佳时，听听欢快的音乐，观赏一场幽默的相声或喜剧，或者进行跑步、打球、游泳等运动锻炼，常令苦闷顿时烟消云散而精神重新振奋。

3. **以情胜情法**　就是利用情志间存在的相互关系，用互相制约的情志，来克制、改变原来对机体有害的情志活动，以减弱其伤害作用，达到协调情志的目的。关于情志相胜的原则，《素问·阴阳应象大论篇》中说："怒伤肝，悲胜怒"；"喜伤心，恐胜喜"；"思伤脾，怒胜思"；"忧伤肺，喜胜忧"；"恐伤肾，思胜恐"。不过，运用这一原则时要根据具体情况加以变通。

四、 适应社会

人大都要生活于一定的群体之中，因此只有适应自己所处的社会环境，才能减少不良刺激，维护精神健康。《素问·上古天真论篇》中说："其次有圣人者，处天地之和，从八风之理，适嗜欲于世俗之间，无恚嗔之心，行不欲离于世，被服章，举不欲观于俗……"其大意就是高明的养生者，要适应、接受自己所处的世俗社会，不要过度愤世嫉俗、孤芳自赏，更不要动不动就觉得"举世皆浊我独清，众人皆醉我独醒"。首先要融入社会，要从积极的角度看到社会的希望，看到人性光辉的一面，然后看到社会的弊端时，要努力寻找革新的办法，还要明白这需要一个渐进的过程，不能一蹴而就。这样才能在对社会改良坚定不移的努力推进中，保护好自己的心理健康。

第二节

饮食养生

青年人由于生命力旺盛，饮食摄入量比较大，因此饮食要遵守一定的节度，才能更好地维护健康。饮食养生的原则主要包括均衡膳食、定时定量、注意卫生、三因制宜等。

一、 均衡膳食

均衡膳食包括很多方面，首先是营养均衡。饮食物的种类繁多，所含营养成分各不相同，只有做到合理搭配，才能使人得到各种不同的营养，以满足生命活动的需要，保证生长发育和健康长寿。

《素问·脏气法时论篇》于 2 000 多年前就指出："五谷为养，五果为助，五畜为益，五菜为充，气味合而服之，以补精益气。"也就是说中国人的膳食，应以谷类为主食品，肉类为副食品，用蔬菜来充实，以水果为辅助。从现代科学研究来看，谷类食品含有糖类和一定数量的蛋白质；肉类食品中含有蛋白质和脂肪；蔬菜、水果中含有丰富的维生素和矿物质。《中国居民膳食指南》指出成年人每天应摄入谷类食物 250～400 克、蔬菜 300～500 克、水果 200～400 克。这些食物相互配合起来，才能满足人体对各种营养的需求。如果不注意食品的合理搭配，就会影响人体对所需营养物质的摄取，使某种营养成分缺失，于健康无益。

其次是味道均衡。中医将食物的味道归纳为酸、苦、甘、辛、咸五种，并认为五味对人体的作用也各有不同。酸味有助于收敛精气，比如汗多的时候可以喝酸梅汤敛汗；苦味有益于通降气机，如能降气通肠的苦瓜；甘味可以滋补、调和气血津液，如蜂蜜、大枣和各种谷物；辛味有助于发散气机的郁结，如得了风寒感冒恶寒无汗的时候可以喝葱姜汤发汗；咸味有助于保持体液，如脱水的时候要静脉滴注或口服生理盐水。五味调和，则有助于机体消化吸收，滋养脏腑、筋骨、气血，因而有利于健康长寿。

如果五味不均衡，某种味道偏胜，就会有损健康。例如，偏爱吃辛辣食物，就容易上火；饮食偏咸，易导致血压偏高；吃甜食过多，容易滋腻助湿，易患龋齿、肥胖、糖尿病等。《素问·五脏生成篇》指出："多食咸，则脉凝泣而变色；多食苦，则皮槁而毛拔；多食辛，则筋急而爪枯；

多食酸，则肉胝胎而唇揭；多食甘，则骨痛而发落，此五味之所伤也。"因此要注意调和，保持五味均衡。

再次是寒热均衡。嗜食寒凉生冷食物如冰镇瓜果等容易伤阳生湿，而饮食过热、过烫容易伤阴助热，而且烫伤舌面、咽喉和食管还容易诱发上消化道的炎症或癌变。不同的食物寒热属性不同，寒性食物如绿豆、海带、绿豆芽、苦瓜、黄瓜、冬瓜、西瓜、甜瓜、芹菜、白萝卜、番茄、香蕉、茭白、荸荠、柿子、猪肉、猪髓、桑葚、猕猴桃、甘蔗等，热性食物如葱、姜、蒜、韭菜、花椒、胡椒、辣椒、高良姜、羊肉、李子、榴梿、龙眼、荔枝等。长期吃大量偏寒性的食物容易伤及脏腑阳气，长期吃大量偏热性食物则容易产生燥热伤及阴液。因此，必须善加调配，寒热均衡，才能避免其伤害作用。

二、 定时定量

定时是指每天应在固定的时间进食。符合人体生理节律的定时饮食，可以保证消化、吸收有节奏地进行，各消化器官之间协调配合，有条不紊地完成对饮食物的消化、吸收，并将营养输布至全身。如果不按时吃饭，或忍饥不食，或两餐间吃太多零食，打乱胃肠消化的正常规律，都会使脾胃失调，消化能力减弱，食欲减退，而有损于健康。我国传统的进食方法是一日三餐。若能坚持按时进餐，养成良好的饮食习惯，则消化功能健旺。

定量是指进食宜饥饱适中。人体对饮食的消化、吸收、输布，主要靠脾胃来完成。进食定量，饥饱适中，则脾胃消化、吸收功能运转正常，顺利供应营养以保证各种生理功能活动。过分饥饿，则机体营养来源不足，消耗大于补充，就会使机体逐渐衰弱；饮食过量，胃肠负担过重，不能及时消化，就会影响营养的吸收和输布，脾胃功能因承受过重亦会被损伤，两种情况都难以供给人体生命所需要的足够营养，而且气血化生不足必然会导致疾病的发生，均无益于健康。

一日之内，人体的阴阳气血存在昼夜变化。白天阳气盛，故新陈代谢旺盛，需要的营养也必然多，故饮食量可略大；夜晚阳气潜藏而阴气偏盛，睡眠时新陈代谢偏缓，故需要的营养供给也少，因而，饮食量要少，这也有利于胃肠的休息与修复。所以，自古以来，就有"早饭宜好、午饭宜饱、晚饭宜少"之说。

如果人不能按时按量摄食，就容易造成大饥大渴，此时要注意应缓缓进食，避免急食暴饮伤害身体。当然，在没有食欲时，也不必勉强进食，否则脾胃也会受伤。如梁代陶弘景在《养性延命录》中所说："不渴强饮则胃胀，不饥强食则脾劳。"

三、　注意卫生

自古以来，注意饮食卫生就是养生防病的重要内容，《论语·乡党》中就记载有孔子的饮食习惯："鱼馁而肉败不食，色恶不食。"

首先，饮食宜新鲜、清洁。新鲜而不变质的食品，其营养成分尚未流失，而且很容易被消化、吸收，可以补充机体所需的营养。食品清洁无污染，可以防止病从口入，避免细菌或毒素随同食物进入机体而发病。

其次，饮食宜以熟食为主。大部分食品都不宜生吃，需要经过加热烹调后变成熟食，方可食用。一方面，食物在加工变热的过程中，可以得到清洁、杀菌，除掉一些致病因素；另一方面，做熟以后食物变得更容易被机体消化吸收，肉类尤其如此。如果是生吃的食物如蔬菜瓜果等，则一定要洗净。

再次，要注意饮食禁忌。在漫长的进化过程中，人类的祖先以生命为代价，取得对各种动植物毒性的认识，了解了一定的饮食禁忌。比如，发芽的土豆对人体有毒，误食会影响健康，危及生命。医圣张仲景在《金匮要略》中指出"肉中有朱点者，不可食之""六畜自死，皆疫死，则有毒，不可食之""诸肉及鱼，若狗不食，鸟不啄者，不可食之""果子落地经宿，虫蚁食之者，人大忌食之"。这些饮食禁忌，至今仍有指导意义，应予以足够重视。

四、 三因制宜

三因制宜，首先是因时制宜，即随四时气候的变化而调节饮食，对于保证机体健康有重要的意义。元代宫廷的饮膳太医忽思慧著有《饮膳正要》一书，他说"春气温，宜食麦以凉之，……夏气热，宜食菽以寒之，……秋气燥，宜食麻以润其燥，……冬气寒，宜食黍，以热性治其寒"，概括地指明了饮食随四时变化的原则。

其次是因地制宜，即不同地域的饮食规律不同，要根据当地的气候、地理和人文等多方面的具体条件来安排饮食。比如，同样调和五味，均衡膳食，但四川和河南相比，其食物构成中辣椒的比例就肯定不同。

最后是因人制宜，即每个人的饮食调摄应根据其年龄、体质、个性、习惯等方面的具体情况，分别予以安排，不可一概而论。

第 三 节

起居养生

中医养生学讲究"起居有常"，主要是指每天生活作息要有合乎自然界和人体生理常度的一定规律，这是强身健体、延年益寿的重要原则。其具体内容包括作息有时、劳逸适度两个方面。

一、　作息有时

中医学认为"天人相应"，人生活在自然界中必须要与之相适应。在长期的进化过程中，我们已经形成了与自然界的阴阳消长变化相适应的、相对稳定的起卧休息规律。日出之时，天地间的阳气开始生发；到日中之时，阳气达到最盛；黄昏时分太阳下山，阳气渐虚而阴气渐长；深夜之时，则阴气最为隆盛。与之相应，在白天阳气盛的时候，人体内的阳气也旺，人就清醒兴奋，从事日常活动；而到了夜晚阳气衰的时候，人体内的阳气潜藏，人就安卧休息，也就是平常所谓的"日出而作，日落而息"。养成这样按时作息的习惯，与自然界阴阳消长盛衰的变化相协调，就可以使人体的生理功能保持在稳定、平衡的良好状态中，这就是作息有时的意义所在。

人的阳气随时间变化而升潜，如果该睡觉的时候熬夜，那么阳气就不能按时潜藏，久而久之既容易使阳气浮越而上火或躁动，又会因阳气不能按时得到充养而虚馁。如果该起床的时候睡懒觉，则因阳气不能按时升发而下陷，也容易因阳气当出不出而形成阳郁化火。

现代医学研究也证实，人的生命活动都遵循着一定的周期或节律来进行。如人的体温总是凌晨两点至六点最低，下午两点至七点最高；脉搏与呼吸是清晨最慢，白天较快；血压则多数是清晨清醒后最高，白天较高，夜间降低。规律的生活作息能使大脑皮层在机体内的调节活动形成有节律的条件反射，这是健康长寿的必要条件。

要培养规律的生活习惯，就要主动地安排合理的生活作息制度，做到每天按时睡眠、按时用餐、定时排便、定时工作学习等。我们把生活安排得井井有条，这样既有利于工作、学习，也对健康长寿大有益处。

此外有一点，中医养生主张不要"起居如惊"，平时作息最好慢半拍。醒了以后再闭上眼睛躺几分钟，然后睁开眼睛缓缓坐起，慢慢穿衣起立，先活动一下肢体各关节，再开始日常活动。这样在活动之前，身体已经完全做好了准备，和运动员比赛前热身的意义是一样的。

二、劳逸适度

"动则生阳，静则生阴"，劳和逸之间存在着一种相互对立、相互协调的辩证统一关系，二者都是人体的生理需要。劳动可以加速气血循环，促进新陈代谢，提高产热，使脏腑功能得到锻炼，使骨骼肌肉更加强壮；而休息可以使气血减少消耗并及时得到补充，延缓新陈代谢，降低产热，使脏腑功能和骨骼肌肉得到修复。人们在生活中，无论劳逸都必须适度，既不能过于劳累，也不能过分安逸。历史上著名的长寿医家孙思邈活了一百多岁，他在《备急千金要方·道林养性》中说："养性之道，常欲小劳，但莫大疲及强所不能堪耳。"

劳累过度往往是导致各种疾病的重要原因。《素问·宣明五气篇》中说："久视伤血，……久立伤骨，久行伤筋。"而《素问·经脉别论篇》中说："持重远行，汗出于肾；疾走恐惧，汗出于肝；摇体劳苦，汗出于脾。"李东垣在《脾胃论》中提出，劳役过度可致脾胃内伤，百病由此而生。叶天士医案也记载，过度劳形奔走，驰骑习武，可致百脉震动，劳伤失血，或血络瘀痹，诸疾丛集。诸葛亮之所以"出师未捷身先死，长使英雄泪满襟"，主要原因就是他事必躬亲，太过劳累了。

太过安逸同样于健康不利。《素问·宣明五气篇》中说："久卧伤气，久坐伤肉。"一方面，休息时由于机体对气血的需求减少而相应地消化、吸收功能降低，食欲减退，而且安逸之人精神容易松懈，气机缺乏升扬之势，久而久之，气血生化必然不足，身体会逐渐虚弱；另一方面，长期休息、四体不勤造成气血津液循行迟滞，容易导致气郁和血瘀，津液凝滞形成痰湿，引起肥胖等各种病变。

现代医学研究认为，合理的劳动能改善呼吸功能，增加食欲、促进消化吸收，促进血液循环，提高基础代谢率，兴奋大脑、加强大脑皮层对身体各部的调节能力，调节精神，对呼吸、消化、心血管、内分泌、神经、运动等各个系统都有好处。适当休息也是生理的需要，它对于消除疲劳、恢复体力和精力、调节身心等发挥着不可替代的作用。曾有研究人员给疲劳和不疲劳的猴子同时注射等量病菌，结果发现疲劳的猴子大部分都被感染而得病，不疲劳的猴子却完全没事。这就证明，疲劳能降低抗病能力，从而为病菌的侵袭创造条件。因此，合理休息是增强机体免疫力的重要手段。

三、 高质量睡眠的诀窍

人生有 1/3 的时间用于睡眠。在中医看来，睡眠是在天地之间昼夜阴阳消长的影响下，人体阳气定时潜藏和升发的结果，并认为心神是睡眠与觉醒的主宰。正确的睡眠，有助于阴阳的协调、心神的涵养、脏腑的修复；从现代医学的角度来讲，有助于消除疲劳、保护大脑、增强免疫力、促进发育、延缓衰老。睡觉和起床应当按时，睡眠时间不宜过多或过少。这里重点讲一下如何拥有高质量的睡眠。

首先，我们要知道什么样的睡眠质量更高。好的睡眠一般具有以下特征。

（1）入睡速度快：上床后 5～15 分钟进入睡眠状态。

（2）睡眠程度深：睡中呼吸匀细深长，不易醒。

（3）睡中少惊醒：做梦较少，无噩梦惊醒现象。

（4）按时自然醒：早晨到时间自然苏醒，醒来身体轻盈，主动起床不赖床。

（5）白天精力旺：头脑清醒，工作效率高，不困倦。

其次，要想获得高质量的睡眠，养成符合觉醒-睡眠节律的良好睡眠习惯是一个基本保障，尽可能使睡眠模式符合四时阴阳消长与每天昼夜晨昏的变化。例如，"子午觉"是古人睡眠养生法之一，即是每天于子时（晚上十一点至次日凌晨一点）、午时（中午十一点至一点）入睡。中医认为，子时阴气极盛而一阳始萌，午时阳气极盛而一阴初生，子午之时，阴阳交接，极盛极弱，体内阴阳极不平衡，必须静卧以待其复。据统计表明，睡子午觉可降低心、脑血管病的发病率，有防病保健意义。

再次，对于睡眠的姿势，古人常说："卧如弓。"睡姿虽有千姿百态，但以体位来分，不外乎仰卧、俯卧、侧卧三种。历代学者的主张可概括为以下几点。

（1）常人宜右侧卧为好。这是因为右侧卧可以使心脏在胸腔中受压最小，利于减轻心脏负荷，使心输出量增多。另外，右侧卧时肝处于最低位，肝藏血最多，可加强对食物的消化和营养物质的代谢。右侧卧时，胃及十二指肠的出口均在下方，有利于胃肠内容物的排空。

（2）孕妇宜左侧卧为好。对于孕妇来说，俯卧可使颜面皮肤血液循环受影响，致皱纹增加；仰卧时，增大的子宫可直接压迫腹主动脉，使子宫供血量骤然减少，严重影响胎儿发育；进入中、晚期妊娠的大部分孕妇子宫右旋倾斜，使右侧输尿管受压，易产生尿潴留，长期可致右侧肾盂肾炎。另外，右侧卧可压迫腹部下腔静脉，影响血液回流，不利于胎儿发育和分娩。因此，孕妇取左侧卧最利于胎儿生长，可以大大减少妊娠并发症。

（3）对于病人，睡姿要视具体情况而定。对于心力衰竭病人及咳喘发作病人宜取半侧位或半坐位，同时将枕与后背垫高；对于胸腔积液病人，宜取患侧卧位，使胸水位置最低，尽量不妨碍健侧肺的呼吸功能；对于有瘀血症状的心脏病人，如肺心病病人等一般不宜取左侧卧或俯卧，以防心脏负荷过大。

此外，养生学对于卧具也有一定要求。一般床要高低适中、软硬适度，以宽大者为佳，枕高以稍低于肩到同侧颈部距离为宜。枕高是根据人体颈部七个颈椎排列的生理曲线而确定的，只有保持这个曲线正常的生理弯曲，才能使肩颈部的肌肉、韧带及关节处于放松状态。枕头过高和过低都有害。高枕妨碍头部血液循环，易形成脑缺氧、打鼾和落枕。低枕使头部充血，易造成眼睑和颜面浮肿。一般认为高血压、颈椎病及脊椎不正的病人不宜使用高枕；肺病、心脏病、哮喘病病人不宜使用低枕。

四、 房事养生

中医把性生活称为房事，也叫房劳，从养生的角度来看也要求有所节制。

一方面，性是人类的天性，与呼吸、循环、消化一样是人的自然生理，正常的性生活既是人类生理之需，也是精神生活所不可缺少的。《礼记·礼运》中说："饮食男女，人之大欲存焉。"《孟子·告子》则言："食色，性也。"正常的房事生活可促进和保持健康的心理，它有助于疏解忧郁苦闷的心情，释放精神压力，预防疾病和不良行为。健康的性爱可鼓舞人的斗志，它可使人生乐观，积极向上。我国研究人员在1987年对广西巴马县的长寿老人调查结果表明，长寿老人和谐、稳定的夫妻生活都比较长。

禁欲既是违反自然规律的，也是违背人类生理规律的。因此，如果不适当地抑制性功能，会引起一定的病理变化，带来许多疾病。古代的医家认为，男女到了适婚年龄都应当适时嫁娶，有助于阴阳和谐，而鳏夫、寡妇之所以容易气滞血瘀、疾病丛生与缺乏和谐性生活关系密切。现代医学调查研究发现，终身未嫁及离婚、寡居之女性，乳癌发病率比一般人高，这说明正常适度、规律协调的性生活对疾病的预防也是有积极意义的。

另一方面，性行为对精气的消耗比较大，尤其是消耗肾精。临床上房事过度的人常常出现腰膝疲软，头晕耳鸣，健忘乏力，面色晦暗，小便频数，男子阳痿、遗精、滑精，女子月经不调、宫冷带下等症状。房事不节还可直接、间接引起某些疾病，致使疾病反复发作，加重病情。临床常见的冠心病、高血压性心脏病、风心病、肺结核、慢性肝炎、慢性肾炎等，经治疗症状基本消失后，常因房事不节而使病情加重或反复发作。

历代皇帝设有三宫六院七十二妃，性生活缺乏节制，虽然他们每天吃的是山珍海味，穿的是绫罗绸缎，住的是高堂广厦，又有太医侍奉，但到头来多是早亡夭折。据历史资料统计，凡能查出生卒年龄的封建皇帝，平均寿命仅有 39 岁。其中注意清心寡欲、修身养性的皇帝，则能健康长寿。例如，乾隆皇帝活了 88 岁，是几千年来皇帝中的长寿老人，这与他"远房帏、习武备"的生活习惯是有密切关系的。

现代医学研究认为，精液中含有大量的前列腺素、蛋白质、锌等重要物质。过频的房事生活会丢失大量重要物质，促使身体多种器官系统发生病理变化而加速衰老。另外，精子和性激素是睾丸产生的，失精过度，可使脑垂体前叶功能降低，同时加重睾丸的负担，并可因反馈作用抑制脑垂体前叶的分泌，导致睾丸萎缩，从而加速衰老的进程。

因此性生活过度对健康有害无益，对于青年人来说，尤其需要节制。据《论语·季氏》记载："少之时，血气未定，戒之在色。"

除了性生活适度外，养生学还非常重视入房禁忌，强调"欲有所忌""欲有所避"，就是在某些情况下要禁止房事，否则可损害健康，引发疾病。传统上性生活的禁忌主要包括：任何一方不愿意者不宜勉强；病中或大病初愈时不宜；饥饿或过饱、醉后不宜；精神紧张，情绪不稳定，大喜、大怒、大悲、大恐的情况下不宜；劳累时不宜；生殖器未行清洁时不宜；妇女的特殊生理期，主要包括月经来潮期、怀孕早期三个月和后期三个月、产后百日以内及哺乳期，均不可行房；环境光线过明过暗、温度过高过低、房间面积过小、空气闷塞不流通、嘈杂多干扰、卧具不干净的室内不宜等。

第四节

运动养生

俗话说："活动活动，要想活得好，就得经常动。"中医养生学认为通过运动锻炼可以活动筋骨、畅达经络、调节气息、疏通气血、调和脏腑，达到增强体质、益寿延年的作用。正因如此，运动自古就是我国人民健身防病的重要措施。

现代医学研究也表明，合理的运动可以增强肌肉关节的活力，使人动作灵活轻巧，反应敏捷、迅速；增加膈肌和腹肌的力量，促进胃肠蠕动，防止食物在消化道中滞留，有利于消化吸收；促进和改善体内脏器的血液循环，使心肌发达，收缩有力，增强心脏的活力及肺脏呼吸功能，改善大脑的血氧供应，使大脑的功能得到提高，从而有益于神经系统的健康，有助于保持旺盛的精力和稳定的情绪。

千百年来，人们在养生实践中总结出许多宝贵的经验，使运动养生不断地得到充实和发展，形成了融武术、医理为一体的具有中华民族特色的养生方法。例如，源于导引的功法有五禽戏、八段锦等，源于武术的功法有太极拳、太极剑等。无论哪种养生功法，都讲求调息、意守、动形，都是以畅通气血经络、活动筋骨、调和脏腑为目的。在这里简要介绍五禽戏、八段锦，以资青年朋友参考。

一、 五禽戏

五禽戏是一种中国传统健身方法，由五种模仿动物的动作组成，由东汉医学家华佗创制。据《华佗传》记载，华佗告诉自己的弟子吴普："人体欲得劳动，但不当使极尔。动摇则谷气得消，血脉流通，病不得生，譬犹户枢不朽是也。是以古之仙者为导引之事，熊颈鸱顾，引挽腰体，动诸关节，以求难老。吾有一术，名五禽之戏：一曰虎，二曰鹿，三曰熊，四曰猿，五曰鸟。亦以除疾，并利蹄足，以当导引。体中不快，起作一禽之戏，沾濡汗出，因上著粉，身体轻便，腹中欲食。"吴普遵照华佗的教导坚持锻炼，取得了良好的养生效果，一直到了 90 多岁，还耳聪目明，牙齿完坚。

五禽戏以其明确的健身效果被历代养生家称赞，传统的五禽戏有多种流派，动作多少不一。由国家体育总局新编的简化五禽戏，每戏分两个动作，分别为虎举、虎扑，鹿抵、鹿奔，熊运、熊晃，猿提、猿摘，鸟伸、鸟飞。每种动作都是左右对称地各做一次，并配合气息调理。现依据明代胡文焕所著的《养生导引法·补益门》记载，将五禽戏基本动作介绍如下。

1. 虎戏　模仿老虎的姿势，从自然站立起式，俯身，两手按地，用力使身躯往前耸并配合吸气。当前耸至极后稍停，然后身躯后缩并呼气，连续重复 3 次。然后两手先左后右向前挪移，同时两脚向后退移，以极力拉伸腰身。接着抬头仰面朝天，再低头向前平视，最后，如老虎爬行般以四肢前爬 7 步，后退 7 步。

2. 鹿戏　模仿梅花鹿的姿势，以四肢着地，吸气，头颈向左转，双目向左侧后视。当左转至极后稍停，呼气，头颈回转。当转至面朝地时再吸气，并继续向右转，一如前法。如此左转 3 次，右转 2 次，最后回复如起势。然后，抬左腿向后挺伸，稍停后放下左腿，抬右腿如法挺伸。如此左腿后伸 3 次，右腿 2 次。

3. 熊戏　模仿熊的姿势，取仰卧式，两腿屈膝拱起，两脚离开床面，两手抱紧小腿，头颈用力向上，使肩背离开床面，稍停。先以左肩侧滚落触及床面，当左肩一触及床面立即复头颈用力向上，肩离床席，略停后再以右肩侧滚落，复起。如此左右交替各 7 次。然后起身，两脚着床面改为蹲式，两手分按同侧脚旁，接着模仿熊行走姿势，抬左脚和左手掌离床面，当左脚、左手掌回落后即抬起右脚和右手掌。如此左右交替，身躯亦随之左右摆动，左右各 7 次。

4. 猿戏　模仿猿猴的姿势，选择一个牢固的横竿，比如单杠，略高于自身，以站立时手指可触及高度为宜，像猿攀缘物体般以双手抓握横竿，使双下肢悬空，做引体向上 7 次。接着先以左脚背钩住横竿，放下两手，头身随之向下倒悬，略停后换右脚如法钩竿倒悬，如此左右交替各 7 次。

5. 鸟戏　模仿仙鹤的姿势，自然站立，吸气时跷起左腿，两臂侧方平举，扬起眉毛，鼓足气力，如仙鹤展翅欲飞状。呼气时，左腿落回地面，两臂回落腿侧。接着，跷起右腿，如前法操作。如此左右交替各 7 次。然后坐下，屈曲右腿，两手抱右小腿，将腿膝拉近胸部，稍停后两手换抱左小腿，如前法操作。如此左右交替 7 次。最后，两臂如仙鹤理翅般伸缩各 7 次。

练习各个动作时，要体现虎的刚猛、鹿的机敏、猿的灵活、熊的壮实、鹤的舒展飘逸等气势，形神合一，则效果最佳。

二、 八段锦

八段锦作为一种养生功法，历史悠久，简单易学，功效显著。此功法共八节，又分武八段与文八段两种。武八段又称北派，多为站式，适合青壮年与体力充沛者。文八段又称南派，多用坐式，注重凝神行气。

（一） 坐式八段锦

坐式八段锦据传图式出南宋河滨丈人所著的《摄生要义》，明代高濂在《遵生八笺》中将其练习方法概括为歌诀："闭目冥心坐，握固静思神。叩齿三十六，两手抱昆仑。左右鸣天鼓，二十四度闻。微摆撼天柱，赤龙搅水津。漱津三十六，神水满口匀。一口分三咽，龙行虎自奔。闭气搓手热，背摩后精门。尽此一口气，想火烧脐轮。左右辘轳转，两脚放舒伸。叉手双虚托，低头攀脚频。以候逆水上，再漱再吞津。如此三度毕，神水九次吞。咽下汩汩响，百脉自调匀。河车搬运讫，发火遍烧身。邪魔不敢近，梦寐不能昏。寒暑不能入，灾病不能侵。子后午前后，造化合乾坤。循环次第转，八卦是良因。"结合笔者所受师传，其具体练法如下。

（1）闭目冥心坐，握固静思神。盘坐于床上，正头竖颈，两目平视，松肩虚腋，腰脊正直，两手轻握空拳，置于大腿部，要求静坐 3～5 分钟。

（2）叩齿三十六，两手抱昆仑。上下牙齿轻叩 36 下，唾液增多时即缓缓咽下，谓之"吞津"。随后将两手交叉，自身体前方缓缓上起，经头顶上方将两手掌交叉贴在枕骨后方，如此行 9 次匀细深长的呼吸，以耳朵听不到呼吸声音为佳。

（3）左右鸣天鼓，二十四度闻。接上式，以两手掩双耳，两手的食指相对，贴于两侧的玉枕穴上，随即将食指搭于中指的指背上，然后将食指滑下，以食指的弹力缓缓地叩击玉枕穴，使两耳有咚咚之声，如此指敲玉枕穴 24 次。

（4）微摆撼天柱，赤龙搅水津。头部略低，使头颈部肌肉保持相对紧张，将头向左右频频转动，同时肩关节转动 24 次。然后以舌搅口齿并左右颊，待口中唾液自然产生。

（5）漱津三十六，神水满口匀。一口分三咽，龙行虎自奔。将唾液在口中含漱 36 次，等津液满口之时，将一口津液分为 3 次，徐徐咽下。

（6）闭气搓手热，背摩后精门。尽此一口气，想火烧脐轮。先深吸一口气，然后咬紧牙关，闭住呼吸，将双手搓热，再徐徐呼气，同时按摩温熨背后双肾区，并想象心火下降燃烧肚脐周围，即丹田处，烧至极热，按摩完毕，将手轻握空拳收回。

（7）左右辘轳转，两脚放舒伸。叉手双虚托，低头攀脚频。接上式，像摇辘轳一样转动两肩 36 次，然后将两脚放开舒直。先叉手相交，向上托空 3 次，后以两手向前攀脚心各 12 次，再次将左脚收回如前端坐。

（8）以候逆水上，再漱再吞津。如此三度毕，神水九次吞。等口中津液产生，如尚未产生，再用搅津液法，等津液满口，再漱 36 次，然后将一口津液分为 3 次，徐徐咽下。如此行功 3 次，共吞 9 次津液。

（9）咽下汩汩响，百脉自调匀。河车搬运讫，发火遍烧身。正身端坐，吞咽津液 9 次后，轻轻翘起舌尖，紧贴上腭，呼气时以意引导气息沿任脉下行至会阴穴，转为吸气时再接督脉沿脊柱上行，过大椎穴、玉枕穴，入脑中至头顶，向前向下直至鼻端，然后沿舌尖向下，再循任脉下行至丹田，想象从丹田处起火，由下而上，由身躯而及四肢，烧遍全身。

此功法的锻炼时间以子午前后为佳。

（二） 站式八段锦

站式八段锦始自南宋，现在流行的是晚清时所传的歌诀："两手托天理三焦，左右开弓似射雕。调理脾胃须单举，五劳七伤往后瞧。摇头摆尾去心火，两手攀足固肾腰。攒拳怒目增气力，背后七颠百病消。"其具体练法如下。

（1）两手托天理三焦。自然站立，两足平开，与肩同宽，含胸收腹，腰脊放松。正头平视，口齿轻闭，宁神调息，气沉丹田。双手自体侧缓缓举至头顶，转掌心向上，用力向上托举，足跟亦随双手的托举而起落。托举 6 次后，双手转掌心朝下，沿体前缓缓按至小腹，还原。

（2）左右开弓似射雕。自然站立，左脚向左侧横开一步，身体下蹲成骑马步，双手虚握于两髋之外侧，随后自胸前向上画弧提于与乳平高处。右手向右拉至胸侧，与乳距约两拳许，意如拉紧弓弦，开弓如满月；左手捏剑诀，向左侧伸出，顺势转头向左，视线通过左手食指凝视远方，意如弓箭在手，等机而射。稍作停顿后，随即将身体上起，顺势将两手向下画弧收回胸前，并同时收回左腿，还原成自然站立。此为左式，右式反之。左右调换练习6次。

（3）调理脾胃须单举。自然站立，左手缓缓自体侧上举至头，翻转掌心向上，并向左外方用力举托，同时右手下按。举按6次后，左手沿体前缓缓下落，还原至体侧。右手举按动作同左手，方向相反。

（4）五劳七伤往后瞧。自然站立，双脚与肩同宽，双手自然下垂，宁神调息，气沉丹田。头部微微向左转动，两眼目视左后方，稍停顿后，缓缓转正，再缓缓转向右侧，目视右后方稍停顿，转正。如此练习6次。

（5）摇头摆尾去心火。双脚横开，屈膝下蹲，呈骑马蹲裆式。上体正直，稍向前探，两目平视，双手按在膝关节上方，双肘外撑。以腰为轴，头脊要正，将躯干画弧摇转至左前方，左臂弯曲，右臂绷直、肘臂外撑，头与左膝以下呈一直线，臀部向右下方撑劲，目视右足尖；稍停顿后，随即向相反方向，画弧摇转至右前方。反复练习6次。

（6）两手攀足固肾腰。自然站立，双脚平开，与肩同宽。两臂平举自体侧缓缓抬起至头顶上方转掌心朝上，向上托举。稍停顿，两腿绷直，以腰为轴，身体前俯，双手顺势攀足，稍作停顿，将身体缓缓直起，双手顺势起于头顶上方，两臂伸直，掌心向前，再自身体两侧缓缓下落于体侧。反复练习6次。

（7）攒拳怒目增气力。双脚横开，两膝下蹲，呈骑马蹲裆式。双手握拳于腰侧，拳眼向上，目视前方。左拳向前方击出，与肩同高，拳眼向上，顺势头稍向左转，两眼通过左拳凝视远方。右拳同时后拉，与左拳出击形成一种争力。随后，收回左拳，击出右拳，要领同前。反复练习6次。

（8）背后七颠百病消。双脚并拢，两腿直立，身体放松，两手臂自然下垂，手指并拢，拇指向前。两脚跟向上提起，头上顶，稍作停顿，将两脚跟下落，轻震地面。反复练习6次。

运动养生是通过锻炼以达到健身的目的，因此，要注意掌握运动量的大小。运动量太小则达不到锻炼目的，起不到健身作用；太大则超过了机体耐受的限度，反而会使身体因过劳而受损。所以，运动健身强调适量的锻炼，要循序渐进，不可急于求成。操之过急，往往欲速则不达。

锻炼身体并非一朝一夕的事，要经常而不间断。只有坚持不懈，才能收到健身效果，运动养生不仅是锻炼身体，也是对意志和毅力的锻炼。三天打鱼、两天晒网是不会达到锻炼的目的的。

第五节

针灸推拿养生

针、灸、推拿，都是以中医经络学说为基础，以调整经络、刺激腧穴为基本手段，以激发气血的运行，从而达到平衡阴阳、调养脏腑的作用。

三种方法的不同之处在于使用的工具、实施的手法及形式不同。就其作用而言，也有所侧重。针法是用不同的针具刺激人体的经络腧穴，通过实施提、插、捻、转、迎、随、补、泻等不同手法，以达到激发经气、调整人体功能的目的；灸法则采用艾绒或其他药物及器具，借助于温热刺激，以温通气血，达到调整机体的作用；推拿也叫按摩，是用手指、掌或辅助按摩器械对人体的经络、腧穴、肢体、关节等处施以按、点、揉、搓、推、拿等手法，以舒筋活血，调理脏腑。

三种方法各有特长，针刺有补有泻，灸法长于温补、温通，推拿则侧重于调理筋骨关节，属于中医外治法中三种不同类型的方法。三者常可配合使用。欲获近期效果时，可用针法。然而对禁针的穴位，或不宜针法者，则可用灸。灸法往往较缓而持久，欲增强其效果，亦可配以针法。针而宜温者，可针、灸并施。不宜针、灸者，可用推拿法。

一、针刺养生

针刺之所以能够养生，是由于刺激某些具有强壮效用的穴位，激发体内的气血运行，使正气充盛，阴阳平秘。概括起来，针刺保健的作用基本上有三个方面：其主要作用在于疏通经络，使气血流畅，加强机体各部分的密切联系；其次为调虚实，可根据个体的具体情况，纠正脏腑功能的虚实偏差，虚则补之，实则泻之，补、泻得宜，使弱者变强、盛者平和，以保健康；再次，阴阳和谐乃是人体健康的关键，而针刺可以使机体内外交通，气血周流，阴阳和谐，以达到养生保健的目的。

现代研究证明，针刺某些具有强壮作用的穴位，可以提高机体新陈代谢能力和抗病能力。例如，针刺常人的足三里后白细胞总数明显增加，吞噬功能加强。这就说明，针刺法确实具有保健防病的作用。

针刺养生应注意施针和缓，刺激强度适中，不宜过大；一般留针不宜过久，得气后即可出针；针刺深度应因人而异，体瘦之人进针不宜过深，形盛体胖之人则可酌情适当深刺；遇过饥、过饱、酒醉、大怒、大惊、劳累过度等情况时，不宜针刺；孕妇及身体虚弱者，不宜针刺。

传统上常用的保健穴位主要有以下几个。

1. 足三里（图 2-1）　在小腿前外侧，当膝下 3 寸（同身寸，下同），距胫骨前缘一横指（中指）。此穴为全身强壮要穴，可健运脾胃、帮助消化、益气增力，提高人体免疫功能和抗病能力。用毫针直刺 1～1.5 寸，可单侧取穴，亦可双侧同时取穴。一般人针刺得气后，即可出针。但对体弱者，则可适当留针 5～10 分钟。隔天 1 次，或每天 1 次。

2. 三阴交（图 2-2）　位于足内踝高点上 3 寸，胫骨内侧面后缘。此穴对增强腹腔诸脏器功能，特别是对生殖系统的健康有重要作用。配伍足三里可治肠鸣泄泻，配中极可治月经不调，配大敦可治疝气，配内关、

神门可治失眠。用毫针直刺 1~1.5
寸，针刺得气后即出针，体弱者，可
留针 5~10 分钟。每天 1 次，或隔天
1 次。

　　3. 关元（图 2-3）　　位于脐下 3
寸。本穴为保健要穴，能培元固本。
用毫针斜刺 0.5 寸，得气后出针。每
周针 1~2 次，可起到强壮身体的
作用。

　　4. 气海（图 2-3）　　位于脐下
1.5 寸。此穴为保健要穴，能补益元
气，常针此穴，有强壮作用。用毫针
斜刺 0.5 寸，得气后即出针。可与足三里配合施针，每周 1~2 次。

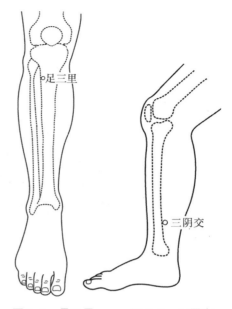

图 2-1　足三里　　　　图 2-2　三阴交

　　5. 曲池（图 2-4）　　位于肘外辅骨，屈肘时肘横纹尽头便是此穴。
此穴能疏风清热，并具有调整血压、防止视力衰退的功效。用毫针直刺
0.5~1 寸，针刺得气后，即出针。体弱者可留针 5~10 分钟，每天 1 次，
或隔天 1 次。

　　针刺保健，欲增强某一方面功能者，可用单穴，以突出其效应；欲调
理整体功能者，可选一组穴位，以增强其效果。

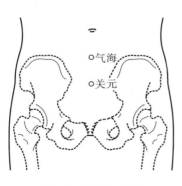

图 2-3　关元、气海

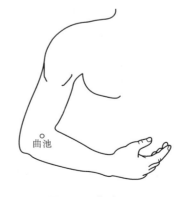

图 2-4　曲池

二、 灸法养生

灸法养生主要是通过温通经脉，行气活血，培补先天、后天，和调阴阳，从而达到强身、防病、抗衰老的目的，一般多用艾灸。艾是多年生菊科草本植物，为温辛、阳热之药，其味苦，性温，无毒，主灸百病，灸用以陈旧者为佳。点燃后，热持久而深入，温热感直透肌肉深层，因而艾是灸法理想的原料，一般制成艾条或艾炷使用。艾条是用艾绒制成的长圆柱形。艾炷是用艾绒捏成的圆锥形，分大、中、小三种，如蚕豆大者为大炷，如黄豆大者为中炷，如麦粒大者为小炷。每燃烧一个艾炷为一壮。实际应用时，可根据体质强弱而选择，体质强者宜用大炷，体质弱者宜用小炷。

艾灸从形式上分，可分为艾炷灸、艾条灸、温针灸三种；从方法上分，又可分为直接灸、间接灸和悬灸三种。保健灸则多以艾条灸为常见，而直接灸、间接灸和悬灸均可采用。根据个人的养生需求选好穴位，将点燃的艾条或艾炷对准穴位，以使局部感到温热舒适、能耐受为度。

艾灸时间可在 3～5 分钟，最长以 10～15 分钟为宜。一般说来，健身灸时间可略短；病后康复，施灸时间可略长。春、夏二季施灸时间宜短，秋、冬宜长；四肢、胸部施灸时间宜短，腹、背部位宜长。老人、妇女、儿童施灸时间宜短，青壮年则时间可略长。

一般说来，针刺保健所用的穴位，大都可以用于养生灸法。同时，一些不宜针刺的穴位也可以使用灸法。养生灸法比较常用的穴位主要有以下几个。

1. 足三里　定位参见前文"针刺养生"。常灸足三里，可健脾益胃，促进消化吸收，强壮身体。南宋《琐碎录》中说："若要安，三里常不干"。灸法用艾条、艾炷灸均可，时间可掌握在 5～10 分钟。现代研究证明，灸足三里确可改善人的免疫功能，并对肠胃、心血管系统等有一定影响。

2. 神阙（图 2-5）　位于当脐正中处。为
任脉之要穴，具有补阳益气，温肾健脾的作用。
用间接灸法，如将盐填于脐心，将艾炷置于其上
灸之，连灸 7～15 壮，有益寿延年之功。

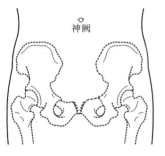

图 2-5　神阙

3. 命门（图 2-6）　在腰部，当后正中线
上，第 2 腰椎棘突下凹陷中。顾名思义，此穴能
补肾益精，主五劳七伤、肾虚腰痛，为督脉之要
穴，可以配合神阙同时使用。

4. 膏肓（图 2-6）　位于第 4 胸椎棘突下旁开 3 寸处。主补益心肺之
气，常灸此穴，有强壮作用。灸法：艾条灸，15～30 分钟。艾炷
灸 7～15 壮。

5. 中脘（图 2-7）　位于脐上 4 寸处，为强壮要穴，具有健脾益胃、
培补后天的作用，一般可灸 7～15 壮。

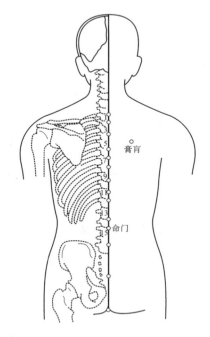

图 2-6　膏肓、命门

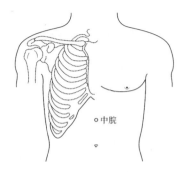

图 2-7　中脘

6. 涌泉（图2-8）　将脚趾卷屈，在前脚掌中心凹陷处取穴。此穴有补肾壮阳、养心安神的作用。常灸此穴，可健身强心，有益寿延年之功效。一般可灸3~7壮。

其他如前文针刺养生中所列曲池、三阴交、关元、气海等穴，均可施灸，具有强身保健功效。

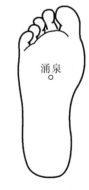

图2-8　涌泉

三、 推拿养生

运用一定的手法，针对人体特定部位或穴位进行推拿按摩，以达到预防、保健的目的，叫作推拿养生。此法可以疏通经络，行气解郁，舒筋活血，平衡阴阳，促进整体新陈代谢和人体各部分功能的协调统一，从而增强机体的自然抗病能力，收到健身、防病之效果。由于推拿养生法具有感觉舒适、安全无创且效果可靠的特点，所以受到大家的重视和喜爱。传统的推拿方法种类繁多，笔者在此介绍一些简便易行的自我按摩法以供大家参考。

（一）　点按双眉

眉毛处有攒竹、鱼腰、鱼尾、丝竹空等穴。用双手拇指关节背侧或中指指端，自眉头至眉梢点按双眉。做时可稍稍用力，以自己感觉略有酸痛为度，可连续按摩5~10次。常行此法，可收明目、醒神之效。

（二）　双掌熨目

以早晨刚醒之后与晚上睡觉之前，闭目，两手相摩擦，搓热后，将手掌轻轻贴放于两眼之上，这就是熨目。如此反复熨目3次后，用食指、中指、无名指轻轻揉按眼球，稍停片刻，睁开双眼，以顺时针方向转眼3周，再以逆时针方向转眼3周，然后再闭目片刻。此法养睛明目，常做可使眼睛明亮有神而不生病痛。

（三）　提捏耳轮

先闭口呼气，以两手中指指端轻轻按压耳孔，再骤然放开，连续做十几次。然后，用双手拇指、食指越过头顶提捏对侧耳上部7次，接着用双手拇指、食指循耳郭自上而下按摩 7 次。再自上而下按摩耳垂 7 次，以耳部感觉发热为度。常行此法，可增强听力，清脑醒神。

（四）　摩腹

用双手掌相叠，按在腹上，沿腹部前正中线自上而下轻推 3 次。然后自腹部正下方开始，先以顺时针方向，再以逆时针方向，各摩腹 20 次。立、卧均可，饭后、临睡前均可进行。饭后摩腹有助于消化吸收，临睡前摩腹可健脾胃、助消化，并有安眠作用。

（五）　捶背

两脚开立，与肩同宽，全身放松，双手握拳，或借助于一定器具也可，自尾骶部沿脊柱两侧向上逐渐轻轻捶打，用力大小以捶击身体振而不痛为度。自下而上为 1 次，可连续打 15 次。背部为督脉和足太阳膀胱经循行之处，有五脏六腑背俞穴分布于此，按摩、捶打背部，可促进气血运行，和调五脏六腑，舒筋通络，益肾强腰。

（六）　理腰腿

两脚开立，与肩同宽，全身放松，双手掌互相摩擦，搓热后贴于腹股沟处，沿大腿内侧轻轻向下推至双足跟及内踝处，然后向前经足背至足外踝，沿小腿外后侧向上经臀部收至腰部，再用双手搓揉后轻按于双侧膝关节处，同时轻轻旋转膝关节。再从腹股沟开始，重复以上动作 9 次。常行此法，可以促进下肢血液循环，改善腰腿功能。

（七）　摩涌泉

先扳起左脚，用右手中指按摩左足涌泉穴，再扳起右脚，用左手中指按摩右足涌泉穴。按摩时，可反复摩搓 30~60 次，以足心感觉发热为度。此法适宜在临睡前或醒后进行，常行此法，可以起到补肾、健脾、安眠、强身的作用。

第六节

药物养生

　　中医学认为，肾藏先天之精，为先天之本、生命之根，脾胃运化水谷，为后天之本、气血生化之源，机体活动需要的营养，都靠脾胃供给。只有一个人的先天禀赋强盛，后天营养充足，阴平阳秘，气血津液充盛且畅行无阻，才有利于保持健康、延缓衰老。正因如此，药物养生，多立足于培补脾肾，固护先天、后天，并辅以行气、活血、清热、利湿等法，虚则补之，实则泻之，瘀滞则疏通之，协调阴阳，以平为期。

　　在当今社会，人们对于药物保健，可谓趋之若鹜，广告里随处可见各种昂贵的补品。但药物不是万能的，如果只依靠药物，而不注意精神调摄、饮食起居，不靠自身锻炼的话，是不可能收到好的效果的。药物只是一种辅助的养生措施，在实际应用中，应在医生指导下服用，而且要掌握辨证用药的原则：首先不要盲目进补，只有体虚才需要补，并不是所有人都虚。笔者经常见到体质阳盛的人吃人参或者西洋参吃到流鼻血，就算身体虚需要补，也最好先问问医生自己是哪方面虚，有的放矢，适可而止，补要补得恰到好处，不要蛮补，补勿太过；其次药物养生并非仅用补品，体实之人如气血壅滞则需要疏通宣泄，即泻实之法，当然也要有针对地使用，不可泻得太猛。

一、 常用的保健中草药

（一） 补气类

1. 人参　味甘微苦，性温。《神农本草经》称其"主补五脏，安精神""明目开心益智，久服轻身延年"。本品可大补元气、生津止渴，对气虚懒言、久病虚脱者，尤为适宜。单用人参煎汤，名独参汤，具有益气固脱之功效，体弱之人，长服此汤，可补益身体，增强机体抵抗能力。或将人参切成薄片，每天细细嚼服。

2. 黄芪　味甘，性微温。本品可补气升阳、益卫固表、利水消肿、补益五脏，治疗各种气虚证。近代研究表明，黄芪可增强机体抵抗力，可调整血压及免疫功能，有性激素样作用，可改善冠状动脉循环和心脏功能。可以用单味黄芪 500 克加水适量煎透，炼蜜收膏，平时以白开水冲服。

3. 山药　味甘，性平。《神农本草经》谓其"补中益气力，长肌肉，久服耳目聪明"。本品具有健补脾肺之气、滋阴益精固肾之作用。近代研究证明，山药营养丰富，内含淀粉酶、胆碱、黏液质、糖蛋白、氨基酸、脂肪、碳水化合物、维生素 C 等。

今河南修武、武陟以西，黄河以北地区古代称怀庆府，产有"铁棍山药"，所以习惯上把"铁棍山药"叫怀山药，为山药中的上品。体弱多病之人，经常服用山药，好处颇多。可将山药洗净上锅蒸，蒸熟后迅速投入冷水中，冷热相激，其皮即易揭下，每天嚼服即可。或将山药洗净去皮，切成小块，熬入粥中。此粥四季可食，早晚均可用，常食可健脾益气、止泻痢。

（二） 养血类

1. 熟地黄　味甘，性微温。《本草纲目》谓其"填骨髓，长肌肉，生精血，补五脏内伤不足，通血脉，利耳目，黑须发"。本品有补血滋阴之功，近代研究证明，本品有很好的强心、利尿、降血糖作用。大家可自制熟地黄膏，即将熟地黄 500 克，煎熬 3 次，分次过滤去滓，合并滤液，兑白蜜适量，熬炼成膏，装瓶藏之。每次服 2 汤匙，约 15 克，日服 1~2 次，白开水送服。对血虚、肾精不足者，可起到养血滋阴、益肾填精的作用。

2. 何首乌　味苦甘涩，性温。《开宝本草》谓其"益气血，黑髭鬓，悦颜色。久服长筋骨、益精髓，延年不老"。本品具有补益精血，涩精止遗，补益肝肾的作用，自明代开始大量使用何首乌养生防止衰老，一般与其他药物配伍合用居多，为丸、散、煎剂所用。平时大家可在医生指导下将规范炮制的制首乌水煎、酒浸后饮用，亦可熬膏服。

近代研究结果认为，何首乌含有蒽醌类、卵磷脂、淀粉、粗脂肪等成分。而卵磷脂对人体的生长发育，特别是对中枢神经系统的营养起很大的作用，并有强心之功。另外，据报道，何首乌能降低血脂、缓解动脉粥样硬化的形成。

3. 龙眼肉　味甘，性温。本品具有补心脾、益气血之功。近代科学研究证明，龙眼肉含有维生素 A 和 B 族维生素、葡萄糖、蔗糖及酒石酸等成分，据临床报道，对神经性心悸有一定疗效。大家可自己制作龙眼肉粥，即取龙眼肉 30 克、大枣 10 枚、麦仁 20 克、小米 60 克，一并煮粥。龙眼肉粥具有养心、安神、健脾、补血之效用。此粥能开胃悦脾、养心益智、通神明、安五脏，然而内有实火者禁用。

4. 阿胶　味甘，性平。《神农本草经》谓其"久服轻身益气"。本品自古被称为补血佳品，具有补血滋阴、止血安胎、利小便、润大肠之功效。近代研究证明，本品主要含有胶原、多种氨基酸、钙、硫等成分，具有加速生成红细胞和血红蛋白作用，并能促进血液凝固，善于补血、止血。本品单服，可用开水或热黄酒烊化，或隔水炖化，每次 3~6 克。适用于血虚诸证。

（三）　滋阴类

1. 枸杞子　味甘，性平。《本草经疏》曰："枸杞子，润血滋补，兼能退热，而专于补肾润肺，生津益气，为肝肾真阴不足、劳乏内热补益之要药。"本品具有滋肾润肺、平肝明目之功效。近代研究证明，枸杞子含有甜菜碱、胡萝卜素、维生素 B_1、核黄素、烟酸、维生素 C、钙、磷、铁等成分，具有抑制脂肪在肝细胞内沉积、防止脂肪肝、促进肝细胞新生的作用。

《本草纲目》谓"枸杞子粥，补精血、益肾气"，对血虚肾亏之人最为相宜。大家可自制枸杞粥，用枸杞子30克、粳米60克，煮粥食用，对因肝肾阴虚所致的头晕目眩、腰膝疲软、久视昏暗等，有一定效用。或将枸杞子300克加入700毫升白酒中，密封浸泡2周后就可以饮用了，每天饮 20~30 毫升，效果亦佳。

2. 黄精　味甘，性平。《本经逢原》云："宽中益气，使五脏调和、肌肉充盛、骨髓坚强，皆是补阴之功。"本品有益脾胃、润心肺、填精髓之作用。近代研究证明，黄精具有降血压作用，对防止动脉粥样硬化及脂肪肝也有一定效果。常吃黄精，对肺气虚病人有益，还能防止一些心血管系统疾病的发生。

大家平时食用黄精，可取黄精300克，洗净，切细片，用流水冲洗，去掉苦汁，置于蒸笼中蒸30分钟，然后取出，放于日光下摊开晒干，经九蒸九晒后，可粉碎成细粉熬入粥中，或捣为丸，每天食之，对气阴两虚所致的身倦乏力、口干津少者有益。

3. 桑葚　味甘、酸，性寒。《本草纲目》谓其"利五脏、关节，通血气，久服不饥……变白不老"。《滇南本草》谓其"益肾脏而固精，久服黑发明目"。本品可补益肝肾，有滋阴养血之功。近代药理研究证明，桑葚的成分有葡萄糖、果糖、鞣酸、苹果酸、钙质、无机盐、维生素 A、维生素 D 等。临床上用于贫血、神经衰弱、糖尿病及阴虚型高血压。

刚刚成熟的鲜桑葚性热，不可过多生吃，否则，容易上火，引起流鼻血或腹泻。食用时最好将桑葚水煎，过滤去滓，用砂锅文火浓缩，兑适量白蜜熬成膏，储存于清洁的玻璃瓶中低温保存。每天可服 2 次，每次用15

克，约 2 汤匙，温开水调服，坚持服用可以滋补肝肾、聪耳明目。

4. 女贞子 味甘、微苦，性平。《神农本草经》谓其"主补中，安五脏，养精神，除百疾，久服肥健，轻身不老"。《本草纲目》谓其"强阴健腰膝，变白发，明目"。本品可补益肝肾、滋阴明目。近代研究证明，女贞子的果皮中含三萜类物质，如齐墩果醇酸、右旋甘露醇、葡萄糖，种子含脂肪油，其中有软脂酸、油酸及亚麻酸等成分。本品还有强心、利尿等作用，还可用于淋巴结核及肺结核潮热等的治疗。

大家可将女贞子洗净煮水代茶饮，可滋阴安神，对改善神经衰弱有效，也可将女贞子泡酒服用。不过女贞子虽补而不腻，但性质偏凉，脾肾虚寒泄泻者不宜用。

（四） 补阳类

1. 菟丝子 味甘、辛，性微温。《神农本草经》谓其"补不足，益气力"。《名医别录》云："久服明目，轻身延年。"本品具有补肝肾、益精髓、坚筋骨、益气力之功效。现代研究证明，菟丝子含树脂样多糖、大量淀粉酶、维生素 A 类物质等。

大家可以自制菟丝子酒，将 300 克菟丝子洗净，用纱布包好，加白酒 700 毫升浸泡，密封保存，15 天后启用，每次服 15 毫升，每天服 2 次。此药禀气和中，阴阳双补，具有温而不燥、补而不滞的特点。

2. 鹿茸 味甘、咸，性温。《神农本草经》谓其"益气强志，生齿不老"。《本草纲目》谓其"生精补髓，养血益阳，强筋健骨"。本品具有补肾阳、益精血、强筋骨之功效。近代研究证明，鹿茸含雄性激素、磷酸钙、碳酸钙、胶质等，可促进红细胞、血红蛋白的产生，促进创伤骨折和溃疡的愈合，是一种良好的全身强壮药物。

鹿茸可单味冲服，亦可炖服。冲服时，将鹿茸研为细末，每次服 0.5 ~ 1 克。炖服时，取鹿茸 1.5 ~ 4.5 克，放盅内加水，隔水炖服。鹿茸温补容易助热，所以阴虚火旺者及肺中有热、肝阳上亢者均忌用。

3. 肉苁蓉 味甘、咸，性温。《神农本草经》谓其"养五脏，益精气"。《药性论》谓其"益髓，悦颜色，延年"。本品有补肾助阳、润肠通便之功效。近代研究证明，肉苁蓉含有列当素、生物碱、苷类、有机酸类物质，具有雄性激素样作用，还有降压、强心等功效。

本品可以单味水煎服用，每次 6～15 克，亦可煮粥食用。例如，肉苁蓉加大米、羊肉煮粥，有补肝肾、强身体之功用。

（五） 理气类

1. 陈皮　味辛、苦，性温。气味芳香，长于理气，善行气消胀、燥湿化痰、健脾和中，用于肺气壅郁、胸膈痞满、痰湿阻滞及脾胃气滞、脘腹胀满等症。可将其制成蜜饯食用或泡茶饮，亦可作为炖鸡、炖排骨时的作料。经常食用本品，有助于消化，并能顺气消痰。

2. 紫苏　味辛，性温。气味芳香，长于解表散寒、行气和中，《本草备要》称其"通心利肺，开胃益脾，发汗解肌，和血下气，宽中消痰，祛风定喘，止痛安胎，利大、小肠，解鱼、蟹毒"。本品可以作为凉拌菜及炖肉汤时的调料。

（六） 活血类

1. 当归　味甘、辛，性温。功能补血活血、调经止痛、润肠通便，用于血虚萎黄、眩晕心悸、月经不调、经闭痛经、虚寒腹痛、肠燥便秘、风湿痹痛、跌打损伤、痈疽疮疡。当归既能补血又能活血化瘀，跌打损伤者服之可以活血止痛，妇女在经期服用可以使月经顺利排出，减少疼痛，其甘润之性又能润肠通便，大便干结者可以常服。当归味道偏重，以炖汤服用为宜。如当归加生姜、羊肉及调料各适量炖汤，可以养血散寒、活血止痛。但当归性温，偏阴虚或阳盛容易上火者慎用。

2. 三七　味甘微苦，性温，是名贵中药材，生用可止血化瘀、消肿止痛，是云南白药主要成分。现代药理研究表明三七具有良好的止血功效、显著的造血功能，能加强和改善冠状动脉微循环。此药既可活血，又能止血，平时服用，可将三七研粉冲服，或以三七入汤料。例如，取三七 15 克、乌骨鸡 1 只，再加葱、姜、椒盐等调料炖汤，味道鲜美，并能活血化瘀。

（七） 利湿类

1. 茯苓　味甘淡，性平。《神农本草经》谓其"久服安魂养神，不饥延年"。本品具有健脾和胃、宁心安神、渗湿利水之功用。历代医家均将其视为常用的延年益寿之品，因其药性缓和，可益心脾、利水湿，补而不峻，利而不猛，既可扶正，又可祛邪，故为平补之佳品。近代研究证明，茯苓的有效成分90%以上为茯苓多糖，其不仅能增强人体免疫功能，提高抗病能力，而且具有较强的抗癌作用，确实是延年益寿的佳品。

将茯苓磨成细粉，取15克，与粳米煮粥，名为茯苓粥，常吃对于改善痰多、湿疹、水肿、肥胖等均有好处。清代宫廷中曾把茯苓制成茯苓饼，作为经常服用的养生佳品，成为北京的著名点心。

2. 薏苡仁　味甘淡，性凉。《神农本草经》将其列为上品，谓其"主筋急拘挛、不可屈伸，风湿痹，久服轻身益气"。本品具有健脾、补肺、利尿之效用。近代研究证明，薏苡仁含有丰富的碳水化合物、各种氨基酸、维生素、薏苡素、薏苡醇，并对癌细胞生长有一定的抑制作用。

薏苡仁药性缓和，味甘淡而无毒，而且本来也是一种杂粮，大家可将薏苡仁洗净，与粳米同煮成粥，也可以单味薏苡仁煮粥，具有健脾胃、利水湿、抗癌肿之作用。

（八） 清热类

1. 蒲公英　味甘、微苦，性寒。能清热解毒、消肿散结、通乳利尿，治各种疔疮、乳痈、咽喉肿痛、小便不利、尿血等症。现代研究表明，其含有蒲公英醇、蒲公英素、胆碱、有机酸、菊糖等多种健康营养成分，有利尿、缓泻、退黄疸、利胆等功效。同时，蒲公英还含有蛋白质、脂肪、碳水化合物、微量元素及维生素等，有丰富的营养价值。大家可以把蒲公英用开水焯了以后凉拌，或取蒲公英60克、小米适量熬粥服用亦佳。

2. 金银花　味甘，性寒。善清热解毒，对外感发热咳嗽、肠炎、菌痢、麻疹、腮腺炎、败血症、疮疖肿毒、阑尾炎、外伤感染、小儿痱毒等皆有良效。大家可以金银花泡茶饮用，可预防中暑、感冒及肠道传染病。

二、 常用调养方药介绍

（一） 补气与养血类

1. 八珍汤 （《正体类要》）

【成分】 人参、白术、茯苓、炙甘草、当归、川芎、白芍、熟地黄各适量，加生姜 3 片，大枣 5 枚，水煎服。

【功效】 益气补血。

【适用人群】 病后体衰，气血两虚，面色萎黄，头晕目眩，心悸怔忡，舌淡、苔白，脉虚弱者。

2. 归脾汤（源自《济生方》，后经加味改良，据《正体类要》录）

【成分】 白术、当归、白茯苓、黄芪（炒）、龙眼肉、远志、酸枣仁（炒）、木香、甘草（炙）、人参各适量，加生姜、大枣，水煎服。

【功效】 益气补血，健脾养心。

【适用人群】 心脾气血两虚者，症见心悸怔忡，健忘失眠，盗汗，体倦食少，面色萎黄，舌淡、苔薄白，脉细弱；脾不统血者，症见便血，皮下紫癜，妇女崩漏，月经超前、量多色淡或淋漓不止，舌淡，脉细弱。

3. 参苓白术散（《太平惠民和剂局方》）

【成分】 人参 15 克，白茯苓 15 克，白术 15 克，莲子肉 9 克，桔梗 6 克，白扁豆 12 克，山药 15 克，薏苡仁 9 克，砂仁 6 克，甘草 9 克，粉碎为细面，大枣汤调下，或水煎服。

【功效】 益气健脾，渗湿止泻，兼补肺气。

【适用人群】 脾气虚弱、湿邪内生而见脘腹胀满、不思饮食、大便溏泻、四肢乏力、形体消瘦、面色萎黄、舌苔白腻、脉象细缓者。

（二） 滋阴与温阳类

1. 琼玉膏（《洪氏集验方》）

【成分】 人参 75 克，生地黄 800 克，白茯苓 150 克，白蜜 500 克，制成膏用。

【功效】 滋阴润肺，益气补脾。

【适用人群】 肺阴亏损，虚劳干咳，咽燥咯血，肌肉消瘦，气短乏力者，从事教师等职业者尤为适宜。

2. 六味地黄丸（《小儿药证直诀》）

【成分】 熟地黄 24 克，山茱萸、山药各 12 克，泽泻、牡丹皮、茯苓各 9 克，炼蜜为丸，温开水送服。

【功效】 滋阴补肾。

【适用人群】 肾阴虚而见腰膝酸软、头晕目眩、耳鸣耳聋、盗汗、遗精、消渴、骨蒸潮热、手足心热、舌燥咽痛、牙齿动摇、足跟疼痛、小便淋沥者。

3. 左归丸（《景岳全书》）

【成分】 熟地黄 24 克，山药 12 克，山茱萸 12 克，枸杞子 12 克，菟丝子 12 克，川牛膝 9 克，鹿角胶 12 克，龟板胶 12 克，炼蜜为丸，也可熬汤服用。

【功效】 滋阴补肾，填精益髓。

【适用人群】 肾阴不足而见头晕目眩、腰膝酸软、遗精泄泻、舌红少苔、脉细者。

4. 右归丸（《景岳全书》）

【成分】 熟地黄 24 克，山药 12 克，山茱萸 9 克，枸杞子 9 克，菟丝子 12 克，鹿角胶 12 克，杜仲 12 克，肉桂 6 克，当归 9 克，制附子 6 克，炼蜜为丸，也可熬汤服用。

【功效】 温补肾阳，填精益髓。

【适用人群】 肾阳不足，久病气衰神疲，畏寒肢冷，腰膝软弱，阳痿遗精，或阳衰无子，或饮食减少，大便不实，或小便自遗，舌淡、苔白，脉沉而迟者。

（三） **行气与活血类**

1. 越鞠丸 （《丹溪心法》）

【成分】 香附、川芎、苍术、神曲、栀子各6克，水泛为丸，温开水送服。

【功效】 行气解郁。

【适用人群】 肝脾气郁而见胸膈痞闷、脘腹胀痛、嗳腐吞酸、恶心呕吐、饮食不消等症者。

2. 当归芍药散 （《金匮要略》）

【成分】 当归9克，赤芍18克，茯苓12克，白术12克，泽泻12克，川芎9克，水煎服。

【功效】 活血利湿。

【适用人群】 时常有腹中拘急、绵绵作痛及小便不利、下肢浮肿等症的女性。

3. 血府逐瘀汤 （《医林改错》）

【成分】 当归9克，生地黄9克，桃仁12克，红花9克，枳壳6克，赤芍6克，柴胡3克，甘草3克，桔梗4.5克，川芎4.5克，牛膝10克，水煎服。

【功效】 行气活血，祛瘀止痛。

【适用人群】 气滞血瘀而见头痛胸痛，胸闷呃逆，烦闷躁扰，失眠不寐，心悸怔忡，夜晚发热，舌质暗红、边有瘀斑或瘀点，唇暗或两目暗黑，脉涩或弦紧者，或妇人气滞血瘀而致经闭不行、痛经、乳房胀痛、肌肤甲错等。

4. 少腹逐瘀汤 （《医林改错》）

【成分】 小茴香（炒）7粒，干姜（炒）0.6克，延胡索3克，没药（研）6克，当归9克，川芎6克，官桂3克，赤芍6克，蒲黄9克，五灵脂（炒）6 克，水煎服。

【功效】 活血祛瘀，温经止痛。

【适用人群】 少腹瘀血阻滞而见少腹刺痛、经期少腹胀满的女性，或因瘀血阻滞而久不受孕者。

（四） 清热与利湿类

1. 竹叶石膏汤（《伤寒论》）

【成分】 竹叶 6 克，石膏 50 克，半夏 9 克，麦冬 20 克，人参 6 克，甘草 6 克，粳米 10 克，水煎服。

【功效】 清热生津，益气和胃。

【适用人群】 气分有热、气津两伤而见身热汗多，心胸烦闷，气逆欲呕，口干喜饮，或虚烦不寐，舌红、苔少，脉虚数者。

2. 二妙散（《丹溪心法》）

【成分】 黄柏 15 克，苍术 15 克，水煎服。

【功效】 清热燥湿。

【适用人群】 湿热下注而见筋骨疼痛，或两足痿软，或足膝红肿疼痛，或湿热带下、下部湿疮等，小便短赤，舌苔黄腻者。

3. 蒿芩清胆汤（《重订通俗伤寒论》）

【成分】 青蒿脑 6 克，淡竹茹 9 克，仙半夏 5 克，赤茯苓 9 克，黄芩 9 克，生枳壳 5 克，陈广皮 5 克，滑石 6 克，甘草 1 克，青黛 2 克，水煎服。

【功效】 清胆利湿，和胃化痰。

【适用人群】 胆胃湿热而见往来寒热，胸胁胀痛，口苦膈闷，吐酸苦水，小便黄赤，舌红、苔黄腻，脉滑或弦者。

4. 清热利尿方（经验方）

【成分】 车前草 30 克，白茅根 30 克，生地黄 15 克，栀子 9 克，竹叶 9 克，生甘草 9 克，水煎服。

【功效】 清热利尿。

【适用人群】 膀胱湿热而致尿频、尿急、尿涩、尿黄赤者。

第七节

青年人常见体质的养生调理

以上介绍了可供青年人选用的各种养生方法，那么大家应该如何选用呢？不同体质的人所适用的养生调理方法是有一定差异性的。孔夫子主张"因材施教"，而不同体质人群的养生调理可以叫"因体施调"。在这里介绍几种青年人常见体质的养生调理方案，供大家参考。

一、 平和体质的调养

拥有平和体质，无疑是一件幸运的事。这种体质的调养，我们要把握一个原则，那就是，道法自然，无为而治。就像一碗水，要端平了，避免左右晃动，才能使水保持盈满而不溢出。

1. 精神方面 要保持轻松平和的心态，尽量避免不良精神刺激，遇事积极，但又从容镇定，喜、怒、悲、恐等情绪都不要压抑，又不可表达太过。以一颗包容的心，善待他人，善待自己。可培养一些有益的兴趣爱好，以陶冶性情，但也不沉迷执着。

2. 饮食方面 先渴而饮，每次少喝一点，以温开水为佳。按时进食，无论是食物的种类、味道、浓淡、寒热温凉，还是营养多少，都要调和适中、均衡膳食，尽量从正规的书籍了解一些营养学知识，随四季变化，摄食时令蔬菜，尽量不吃反季节食物，吃七八分素、七八分饱。

3. 起居方面 顺应生命的时间节律，规律作息，按时起床，不睡懒觉，按时就寝，不要熬夜。一般说来，春天、夏天应晚点睡，早点起，起床以后先慢慢散步以舒缓形体，然后开始锻炼，秋天要早睡早起，冬天宜早睡晚起，太阳出来以后再活动锻炼。白天工作、锻炼，风和日丽时多在户外活动，夜间以静养为主，结婚以后性生活要有节度。注意天气变化，适时添减衣物，避免受凉、中暑。远离大风、多湿、高温、过寒或污染环境。

4. 运动锻炼　坚持运动锻炼，但尽量选择强度中等偏小的有氧运动，循序渐进，不勉强用力，不急于求成。

5. 药物调理　平时尽量不用药物，定期体检，进行必要的疫苗接种，尽量远离传染病病人，微感风寒可用葱白、生姜煎汤趁热饮用，及时发汗，有上火迹象时可及时用白萝卜、鸭梨、绿豆大米稀粥缓解，疾病初起要及时到正规医疗机构诊治。

二、 阴虚体质的调养

阴虚体质的特点是燥热亢奋，因此调理时要养阴以制阳，生津以润燥。

1. 精神方面　所谓"静则生阴"，要安神定志，主动舒缓自己的情绪，面对各种精神刺激时，要多一分淡定从容，采取行动之前，要理智评估后果，可以朗诵婉约派的诗词以培养柔和的气质。

2. 饮食方面　要保证饮水量，先渴而饮，少量频饮，以米汤、面汤温饮为佳。按时进食，宜吃清淡、甘润滋补之品，如糯米、黑豆、绿豆、芝麻、银耳、豆腐、牛奶、鸭肉、猪皮、甲鱼、海参、牡蛎、百合、西瓜、秋梨、甘蔗、猕猴桃、松子、枸杞子、蜂蜜等，少吃肥腻、辛辣、烧烤燥烈之品，如葱、姜、蒜、韭菜、辣椒、羊肉等。搭配营养时，宜高蛋白、低糖、低脂。

3. 起居方面　要有充分睡眠，杜绝熬夜，即使夏天也要注意适当早睡，尽量避免紧张的工作和剧烈运动，性生活要尽量减少，节欲以保精。

注意天气，避免中暑，春秋天天气干燥时多用热毛巾敷脸以湿化呼吸道，在居室中洒水或使用空气加湿器以改善环境湿度。远离大风、高温、噪声、辐射及其他不良环境。

4. **运动锻炼**　应选择强度偏小的有氧运动，以散步、打太极拳、练八段锦、练静养类气功等方式为佳，注意调节运动量，汗出不宜多。

5. **药物调理**　以沙参、麦冬各 10 克泡茶长期饮用，能润养肺胃之阴，对于改善口鼻黏膜干燥、口渴等有良好的效果，以蛇油、猪油或羊脂外用可以改善皮肤干燥症状，也可在医生指导下选用六味地黄丸、麦味地黄丸、杞菊地黄丸、桑麻丸、琼玉膏等中成药。

三、　湿热体质的调养

湿热体质同时兼有湿盛和内热的特点，因此其调理原则也包含利湿和清热泻火两个方面。

1. **精神方面**　要避免情志刺激，安神定志，主动舒缓自己的情绪，淡定从容，宽以待人，慎勿恼怒。

2. **饮食方面**　饮水量不应太多，而且须温饮，忌冷饮及酒类。少食肥甘厚味，切勿过饱。多吃些蔬菜、水果，尤其是一些具有利湿化浊、清热泻火作用的食物，如扁豆、红小豆、薏苡仁、马齿苋、白萝卜、冬瓜、苦瓜、海带、柚子皮、金橘、芦荟等，少吃辛辣助热、肥甘油腻之品如辣椒、芥末、胡椒、羊肉、猪肉、狗肉、年糕、蜂蜜、李子、榴梿等，注意低盐低脂，以七八分饱为度。

3. **起居方面**　居室应该朝阳通风，保持干燥凉爽，夏季要注意适当降低居室温度，但也不宜太凉。要按时作息，白天多做户外运动，多呼吸新鲜空气，避免久坐久立，不要熬夜。多洗热水澡，衣被应宽松、透气、散湿以利汗液蒸发。注意天气，避免雨淋，远离潮湿、高温、过寒及高污染的环境。

4. **运动锻炼**　应选择强度中等偏小的有氧运动，以慢跑、各种球类运动、打太极拳、练五禽戏、练气功等方式为佳，注意调节运动量，使微微汗出以利于排湿。

5. 按摩或药物调理　平时可多按摩肺俞、曲池、中脘、天枢、足三里、阴陵泉、丰隆等穴位；可在医生指导下选用清肝利胆口服液、湿毒清胶囊等，或用蒲公英、车前草、栀子、冬瓜皮等煎水代茶饮。

四、 气郁体质的调养

气郁体质最突出的特点是郁闷，所以调理当以理气开郁为原则。

1. 精神方面　正如毛主席所说："牢骚太盛防肠断，风物长宜放眼量。"要主动舒缓自己的情绪，面对生活和工作上的各种压力时，要多从积极的角度看问题，化压力为动力；遭遇他人的误会时，要努力进行沟通。少看悲剧，尽量保持恬淡虚无、乐观旷达的心态。《菜根谭》有言："我贵而人奉之，奉此峨冠大带也；我贱而人侮之，侮此布衣草履也。然则原非奉我，我胡为喜？原非侮我，我胡为怒？"此外，还可以听欢快的音乐，朗诵豪放派的诗词，以抒发胸臆。

2. 饮食方面　要少量温饮，少喝冰镇饮料，按时进食，可适量多吃一些能行气的食物，如佛手、橙子、柚子皮、金橘饼、荞麦、萝卜、茴香、藿香、大蒜、刀豆等，少吃滋腻或辛辣上火之品，注意气郁之人容易食积，吃五六分饱即可。

3. 起居方面　要按时作息不赖床，白天多做户外运动，多呼吸新鲜空气，不熬夜，性生活要适度，不宜勉强，睡觉前可用热水泡脚。春天多到郊外踏青，秋季多观赏美景，以游目骋怀。要远离大风、潮湿、高温、过寒、噪声及其他不良环境。

4. 运动锻炼　应选择强度中等偏小的有氧运动，以放风筝、慢跑、打太极拳等方式为佳。

5. 按摩或药物调理　平时多做自我全身按摩，多梳头以畅气机；可在医生指导下选用越鞠丸、逍遥丸、舒肝丸、七制香附丸等。

五、 血瘀体质的调养

血瘀体质最突出的特点是长斑和疼痛，坚持以活血化瘀为调理原则，就能收到斑消痛止的效果。

1. 精神方面　要培养乐观的情绪，精神愉快则气血和畅，有利于血瘀体质的改善。苦闷、忧郁则可加重血瘀倾向。

2. 饮食方面　如无特殊禁忌，可少量常饮黄酒、葡萄酒或白酒，可常食山楂、桃仁、油菜、黑大豆、香菇等具有活血祛瘀作用的食物，醋可适量多吃。

3. 起居方面　要按时作息，冬季注意不要过早起床，起床后先自我按摩肢体关节，充分舒展筋骨之后再开始活动；白天多做户外运动，多呼吸新鲜空气，避免久坐久立，不熬夜，睡觉前可用热水泡脚；注意天气，及时增减衣物，避免受寒，尤其要保护好肢体部位；远离潮湿、高温、过寒及污染环境。

4. 运动锻炼　如果骨骼、肌腱、关节系统没有旧伤，选择强度中等的有氧运动，可以明显改善血液循环，以跑步、各种球类运动、打太极拳、练五禽戏等方式为佳，运动时要防止受伤，如果曾经受伤尚未痊愈，要在医生指导下选择运动方式及强度。

5. 按摩或药物调整　平时多做自我全身按摩；可在医生指导下选用血府逐瘀丸、七制香附丸、复方丹参滴丸、三七片等。

（邵　雷）

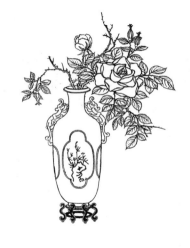

第三章

未雨绸缪，给健康青春一个理由

——常见疾病和防治办法

第一节

青春痘——青春的印记

"青春痘"是青年期最为常见的一种慢性皮肤病，由多种因素引起，多见于 13～26 岁的青少年，又称痤疮、粉刺。本病多发生于皮脂分泌较多的部位，如额头、鬓角、两颊、鼻尖等，前胸和脊背上也能见到，往往出现密集的圆锥形小红疙瘩，即针尖或米粒大小的皮疹，或见黑头，能挤出粉渣样物。

一、 青春痘的常见病因

1. 皮脂腺分泌过量、排泄不畅 在皮脂腺发达区较易发生。面部皮肤受到化学品或者化妆品的不良刺激多是其诱因。

2. 内分泌亢进 青年期性激素分泌超常，面部皮肤分泌油脂增多，阻塞毛孔并形成堆积，一旦感染，就会产生丘疹或青春痘。

3. 情绪 过度紧张、失眠熬夜导致人体激素分泌失调，机体代谢下降，引起皮肤的代谢不畅，诱发青春痘。

4. 食物 辛辣、腥发、油炸食品和香料多的食物引起皮脂腺功能亢进，从而引发青春痘。经常性的便秘致使人体内毒素增多，也易发生本病。

5. 气候 临床大多冬季较夏季严重。

二、 青春痘的未病先防

（1）保持良好的卫生习惯，合理调配饮食，多吃新鲜蔬菜和水果，少吃辛辣刺激、油炸、腥发食品，勿过度饮酒。

（2）日常保持皮肤清洁，每天洗脸请勿过度，一天早晚两次或是流汗时洗就够了，若过度清洗，会将皮肤上的保护油脂完全洗去，造成皮肤太过干燥，对于肌肤有很大的伤害，不可不注意。避免使用油性或粉质化妆品，酌情使用水质护肤品，尤忌浓妆。

（3）要保持愉快的心情和规律的生活，因为情绪不良、生活不规律会引起或加重痤疮。少看电视，少上网，睡觉时不要把手机放在床头，因为辐射也会引起青春痘。

（4）坚持多运动，以加快血液循环，促使体内的废物及时排出体外。注意保持大便通畅。

三、 青春痘的既病防变

（1）局部护理方面，切忌挤压痤疮，以防细菌感染，挤压后毛囊结构变形，易造成痘印和瘢痕，严重的话会造成不同程度的毁容。

（2）可选用2%红霉素酒精、1%林可霉素溶液进行外用治疗。目的是消炎、杀菌、去脂、清除皮肤表面过多的油脂，去除毛孔堵塞物，使皮脂外流通畅。

（3）以感染为主的病人可选抗生素进行治疗，以四环素类最好。四环素可抑制痤疮丙酸杆菌，对白细胞趋化性有抑制作用，能使皮脂中游离脂肪酸浓度明显下降。

（4）运用中医辨证施治也是青春痘的治疗方法之一，其主要采用清热祛风、凉血利湿的方法，成药可选用防风通圣丸、归参丸等，内服可用枇杷叶9克、桑皮9克、苦参9克、赤芍12克、牡丹皮10克、菊花9克、生甘草9克，水煎服，日服一剂。

四、 青春痘的愈后防复

（1）每天用温水或香皂水洗脸 1～2 次，保持皮肤清洁，防止感染。若有条件用含有硫黄的药皂洗更好。

（2）放松心情，保证睡眠，积极乐观地应对工作、生活中各种压力。

第二节

少白头——少年不识愁滋味

青年人白发，俗称"少白头"，主要是由于头发髓质和皮质中黑色素颗粒减少而发生。头发中的黑色素与发根乳头色素细胞的发育生长情况密切相关。正常情况下，毛发根部毛乳头内的神经和血管为毛发形成和生长供给营养，乳头色素细胞正常分泌黑色素颗粒。因某种因素，当黑色素颗粒的合成和运送发生障碍时，就会出现白发。

一、 少白头的常见病因

1. 精神因素　精神紧张、忧愁伤感、焦虑不安、恐慌惊吓等都是造成少白头的诱因。不良的精神因素，会造成供应毛发营养的血管发生痉挛，使毛乳头、毛球部的色素细胞分泌黑色素的功能发生障碍，影响黑色素颗粒的形成和运送。

2. 营养失调　头发色素颗粒的颜色，往往和它含的金属元素有关，如黑头发中的色素颗粒含有铜、钴、铁等元素，假如缺少这些元素，往往出现白发。此外，缺少蛋白质、严重营养不良等，也可长白发。

3. 慢性疾病　一些患有自主神经功能失调、肺结核、伤寒、内分泌障碍等疾病的人，也会出现白发。这是因为疾病破坏或干扰了毛乳头、毛球部色素细胞的生长发育，使它失去分泌黑色素的能力，阻碍黑色素颗粒的形成。

4. 遗传因素　青年人白发也有一定的先天因素，如在父母或家族血统中有少年白发的经历等。

二、 少白头的未病先防

（1）重视饮食营养。科学研究表明，凡深色（绿、红、黄、紫、黑）的食物，都含有自然界植物体与阳光作用而形成的色素，可以补充人体的色素，对头发色泽的保健有益。因此，主食可选食黑米、黑豆、青豆、红菱、黑芝麻、核桃等；蔬菜类应多进食胡萝卜、菠菜、紫甘蓝、香菇、黑木耳等；动物类常食乌鸡、猪肝、甲鱼、深色肉质鱼类、海参等；水果类常食大枣、黑枣、柿子、桑葚、紫葡萄等。

（2）保证充足的蛋白质、维生素等营养成分的摄取。多吃植物油，少吃动物类油脂，少吃白糖，可以用少量蜂蜜或红糖代替。

（3）保持心情舒畅，不要过度紧张、劳累，坚持体育锻炼，增强体质。

三、 少白头的既病防变

中医认为"发为血之余"和"肾主骨，其华在发"。本病多由于肝肾不足、气血亏损所致，平时可多吃养血补肝肾的食品以乌发润发，情况严重的可以到皮肤科诊治。目前治疗青年人白发的主要方法是用中药内服或外擦、按摩等。

（1）内服：取黑芝麻30克捣碎，加适量粳米煮成粥，每天食用一次。也可与海带放在一起煮食。此粥有补肝肾、润五脏之功，适用于身体虚弱、头发早白。或取黑芝麻 10 克，何首乌、核桃仁各 3 克，将三味药在锅内炒熟后吞服，上述量为 1 剂，每天服 1 剂，连服 3 个月。

（2）外擦：用浓度为 60% 的酒精 100 毫升，浸泡 40 克侧柏叶 7 天，此后用其药液擦头皮，每天 2~3 次，连用 2~3 个月。

（3）按摩：用手指梳理头发，按摩头皮，每天 2~3 次，每次 2~10 分钟，长期坚持也能起到一定的治疗作用。

第三节

近视眼——"眼镜片"的烦恼

据报道，全国中学生的视力不良检出率为 53.43%，大学生的视力不良检出率为 77.95%。青年人中视力不良的主要表现是近视眼。近视不仅影响了青年人的学习、生活，也影响将来升学、就业、参军等。

人的眼睛就像一架精密的"照相机"，外面的东西发出或反射的光线，通过这架相机的"镜头"——晶状体的折射形成物像落在"底片"——视网膜上，视网膜上丰富的神经细胞（感光细胞）在受到物像的刺激后，就产生电冲动，电冲动通过神经传入大脑皮层的视觉中枢，便产生视觉。这架"照相机"上调节"焦距"的装置是睫状肌及由睫状肌发出的与晶状体相连的小韧带。正常的眼睛看远处的东西时，不需要人做任何调节，物像正好落在视网膜上；看近处的东西时就需要"调焦"了，这时睫状肌收缩，使小韧带松弛，增加了晶状体曲度（晶状体变凸），使物像正好落在视网膜上。但是，如果由于采光、照明条件不好或长时间看书，睫状肌老是处于收缩状态，时间长了睫状肌就会发生持续的痉挛。当我们看远处的东西时，睫状肌不能很快恢复到正常的松弛状态，晶状体也不能恢复到原来的扁平状态，物像落在视网膜的前面，远处的东西在我们眼里就变得模糊不清，这就是"调节性近视"，也就是我们常说的假性近视。大多数患近视眼的青年朋友都属假性近视。产生假性近视后，如果不注意保护视力，仍然长时间、近距离地看东西，使睫状肌痉挛不能解除，晶状体不能恢复正常位置，随着进一步发展，眼睛发生结构变化（器质性改变——眼球前后轴变长），视力就不可恢复，进而成为"轴性近视"，即我们所说的真性近视。

一、 近视眼的常见病因

1. **遗传因素** 高度近视的双亲家庭，下一代近视的发病率较高，目前认为近视眼具有一定的遗传倾向，对高度近视（镜片度数在600度以上）更是如此。通常10岁之前就近视的儿童大部分与先天遗传有关。

2. **环境因素** 研究表明，除少数为遗传因素外，形成近视眼的最主要原因与近距离用眼有密切的关系。造成近视的不良行为习惯包括：阅读写字时距离过近、时间过长或者光线不够充足，长时间近距离使用电脑、看电视，长时间玩游戏机等。

二、 近视眼的未病先防

（1）培养良好的视力卫生习惯，做到三个"一"：握笔的手距笔尖一寸（3.3厘米），胸部离桌子一拳（6~7厘米），书本离眼一尺（33厘米）。此外，要保持端正的读写坐姿，不要在行走、坐车或躺卧时阅读，以防止视力疲劳。

（2）日常饮食中要注意多吃富含维生素A的食物，如鸡蛋、牛奶、胡萝卜、番茄等，以增强眼睛的调节功能。

（3）增加局部环境的采光，写字时保证充足的、来自左前方的照明。

过强或过弱的光线均可引起眼睛调节的失常。

（4）阅读物的纸张和印刷质量要高，不宜阅读印刷不清的书刊。

（5）连续读写的持续时间不宜过长，每读写 1 小时应远眺或休息 10 分钟，坚持做眼保健操，多参加户外的体育活动。

（6）有节制地使用电脑和看电视、玩游戏机。

（7）定期检查视力，以便及早发现视力减退，及时治疗。

三、 近视眼的既病防变

（1）佩戴矫正眼镜。配镜前要验光，排除假性近视，确定实际的屈光度。如无特殊需要最好配普通框架式眼镜。散光度数高不宜佩戴隐形眼镜。

（2）有研究表明，近视的人普遍缺乏铬和锌，应多吃一些含锌较多的食物。黄豆、杏仁、紫菜、海带、黄鱼、奶粉、茶叶、羊肉、牛肉、肝类等食物中含锌和铬较多，可适量增加。

（3）手术矫正。手术治疗近视眼是指通过手术调整角膜的弧度，以缓解近视状况。目前，医学界认为手术治疗近视眼还是具有一定风险的，而且青年人身体各种功能尚未完全成熟，所以患近视眼的青年人不宜过早进行手术治疗。

（4）中医穴位按摩疗法。主要选取睛明、攒竹、太阳、风池、四白等穴位进行按摩，通过按摩穴位，疏通经络，调和气血，使睫状肌痉挛得以缓解，达到治疗和预防近视的作用。

第四节

鼻出血——千万不要小瞧它

鼻出血，中医学称之为鼻衄，通常是指鼻腔、鼻窦或鼻咽部的血管破裂而致的鼻出血，是青年人常见的一种症状。轻者为鼻涕中带血或点状滴血，重者大量出血不易控制，可引起失血性休克，反复出血则可导致贫血。

一、鼻出血的主要病因

1. 鼻黏膜溃疡、糜烂　常见于鼻中隔前下区，多由慢性炎症引起。化学性气体、高温、干燥空气、过度兴奋皆是诱发因素。鼻中隔棘突或矩状突、鼻中隔穿孔、萎缩性鼻炎，也可引起鼻黏膜溃疡而导致出血。

2. 外伤　鼻外伤（碰撞、击打等）可导致鼻黏膜撕裂，引起鼻出血。鼻额筛眶复合体外伤骨折常并发筛前动脉破裂，可引起鼻腔上部出血。颅底骨折可致颈内动脉破裂，形成外伤性假动脉瘤，经鼻窦发生严重鼻出血。

3. 某些全身性疾病　如再生障碍性贫血、白血病等病人，可由于凝血机制障碍而出现鼻出血症状。恶性肿瘤晚期大血管受侵犯时可发生致命性鼻出血。

4. 缺乏维生素　维生素 C、维生素 K、维生素 P 及微量元素钙等缺乏时，均易发生鼻出血。

二、 鼻出血的未病先防

1. **生活注意** 尽量避免剧烈活动所造成的外伤。

2. **饮食调理** 在干燥季节勤喝水，多吃蔬菜和水果，科学合理地安排饮食。多吃如番茄、芹菜、萝卜、莲藕、西瓜、雪梨、枇杷、橙子、橘子、山楂等食物，忌多食辛燥、煎炸食品。

三、 鼻出血的既病防变

鼻出血常使病人情绪紧张、恐惧，从而加重了出血程度，故应先保持镇静，掌握出血情况。如是一般性鼻出血可根据下面介绍的方法自行处理，但如果出血量较大，应立即送医院进行治疗。

1. **一般处理** 应取坐位或半坐位；疑有休克时，可取平卧低头位。嘱咐病人将流入口中的血液吐出，以免咽下刺激胃部引起呕吐；并给予镇静剂，如苯巴比妥、异丙嗪等。

2. **简易止血方法** 多数鼻出血位于鼻中隔前段，出血量少，可嘱病人用手指紧捏鼻翼10～15分钟（利用鼻翼压迫出血区）。指压期间用冷水袋或湿毛巾敷前额，可促使血管收缩，减少出血。如果出血量大或以上方法不能止血时，可用纱布或一团棉球卷成条状，向鼻腔充填，然后用手将鼻孔捏住、压紧5～7分钟。

3. **中医治疗** 中医认为鼻为肺窍，肺热迫血逆行可导致出血。如果出血不多，并且反复发作，对于实热型的出血可用栀子豉汤加味：栀子15克、淡豆豉10克、仙鹤草15克，7剂为一疗程。对于虚热型的出血可用滋燥养营汤加味：当归10克，生地黄、熟地黄、白芍、玉竹、金银花各15克，黄芩、玄参、麦冬各12克，生甘草8克，水煎服，每天1剂，7剂为一疗程。经常出血的病人，可将鲜生地黄、鲜白茅根各30克，鲜芦根50克，水煎服，每天1剂，代茶饮，连用7～10天，能起到清热凉血、止血的作用。

第五节

鼻炎——告别呼吸不畅的生活

鼻炎指的是鼻腔黏膜和黏膜下组织的炎症。表现为充血或者水肿，病人经常会出现鼻塞、流清水涕、鼻痒、喉部不适、咳嗽等症状。鼻塞多为间歇性和交替性，白天、活动或天热时鼻塞减轻，而夜间、静坐或寒冷时鼻塞加重。侧卧时居下侧之鼻腔阻塞，上侧鼻腔通气良好。

鼻炎除了鼻塞、打喷嚏等症状外，常伴随呼吸不畅、嗅觉障碍，还会出现头痛、头晕、记忆力下降、胸痛、胸闷、精神萎靡等症状，如不及时治疗，会导致血氧浓度降低，引发睡眠呼吸暂停综合征；还会影响其他组织和器官的功能与代谢，甚至会并发肺气肿、肺心病、哮喘等。所以，鼻炎病人要在症状比较轻的时候采取治疗措施，以免耽误最佳的治疗时机。

一、鼻炎的常见病因

1. 遗传因素　有变态反应家族史者易患此病，病人家庭成员多有哮喘、荨麻疹或药物过敏史。

2. 免疫力低下　很多鼻炎病人本身体质差，免疫力低下，略受风寒或外源因素的诱发就会发作。

3. 外源因素的诱发　随着社会的日益发展，空气污染的加剧、化学过敏原的增多、细菌病毒变异、精神紧张、气候的恶化等因素，使感冒多发且迁延难愈，从而使鼻炎的发病率逐年上升，越发难治。

二、 鼻炎的未病先防

（1）注意工作、生活环境的空气清净，避免接触灰尘及化学气体，特别是有害气体。

（2）加强营养，增强体质。加强锻炼，提高身体素质。运动可使血液循环改善，鼻甲内的血流不致阻滞。

（3）改掉挖鼻的不良习惯。

（4）及时矫正鼻腔的畸形，如鼻中隔偏曲等。

（5）根治病灶，彻底治疗扁桃体炎、鼻窦炎等慢性疾病。

（6）慎用鼻黏膜收缩剂（如呋麻滴鼻液等），尤其不要长期不间断使用。

（7）减少冷空气对鼻黏膜的刺激，适当时候注意戴上口罩。洗澡后应尽量擦干头发再睡觉，避免感冒。

（8）注意保暖，气候转变极易感冒引发鼻炎。季节转换时注意收看天气预报，及时适当添减衣服。

（9）盐水洗鼻，可以有效预防鼻炎。

三、 鼻炎的既病防变

鼻炎的治疗方法很多，具体采用何种方法需要医院耳鼻咽喉科医生根据实际情况来决定。一般的药物治疗可以对过敏性鼻炎起到较好的治疗效果，口服药物主要是对鼻炎的原发病因进行治疗，过敏性鼻炎需要抗过敏治疗，如口服息斯敏（阿司咪唑）、扑尔敏（氯苯那敏）等。滴鼻药物一般主要用来缓解鼻炎的症状，鼻油可以缓解干燥性鼻炎的干燥，呋麻滴鼻液则可以缓解鼻腔阻塞，磺麻滴鼻液可治疗急慢性鼻炎和鼻窦炎，激素类滴鼻液则有助于减轻过敏性鼻炎的打喷嚏、流清水涕等症状。对于严重的过敏性鼻炎，可以采用其他相关的治疗方法。

明显的鼻塞症状可以使用激光、微波或者等离子射频治疗而达到满意的效果，降低鼻腔内神经的敏感性，可以使打喷嚏和流清涕有一定程度的改善。最近用于临床的低温等离子射频治疗，已有报道其对过敏性鼻炎尤其是重度过敏性鼻炎有明显的效果，由于其对黏膜损伤小，无明显副作用，其临床意义已经开始被一些医生所重视，可以作为治疗过敏性鼻炎中替代激光和微波的最佳选择，但价格较贵是其缺点。

本病相当于中医学"鼻渊"范畴。临床以肺经风热、胆腑郁热、脾胃湿热证为多见。除鼻部症状外，肺经风热型可兼见发热恶寒，头痛，咳嗽痰多，舌质红、苔微黄，脉浮数，治当疏风清热、芳香通窍，宜胆香鼻炎片，成人每次6片，每天3次；胆腑郁热型可兼见发热、口苦咽干、目眩、耳鸣耳聋、急躁易怒，舌红、苔黄，脉弦数，治当清泄胆热、解郁通窍，宜龙胆泻肝丸，成人每次6克，每天3次。脾经湿热型可兼见头晕头痛，头重体倦，脘胁胀闷，小便黄，舌红、苔黄腻，脉濡或滑数，治当清脾泄热，利湿祛浊，宜用甘露消毒丹，每次9克，每天2次，饭前温开水送服。

第六节

龋齿——中了"糖衣炮弹"

龋齿，俗称虫牙或蛀牙，是牙齿硬组织逐渐被破坏的一种疾病。青年学生中患龋齿者众多。事实上龋齿的发生并不是蛀虫引起的，而是在多种牙细菌、食物残渣发酵变酸等外界因素共同作用下，牙釉质、牙本质遭侵蚀受损，逐渐形成龋洞而发生的。

龋齿大多发生在牙齿的窝、沟及两牙相邻容易滞留食物残渣的地方。开始时可能没有什么不适感觉，进而发病的地方先出现白垩色，随后变成黄褐色、棕黑色，牙质也变软、出现小洞。这时如不及时治疗，龋洞会变大加深，遇到冷、热、酸、甜等食物及饮料的刺激，就会出现酸、痛等感觉。如再进一步发展，龋洞侵蚀到牙髓，遇刺激时，就会出现剧痛并可能引起牙髓炎等牙病。

一、 龋齿的常见病因

1. 细菌因素　主要是变形链球菌作梗，另有嗜乳酸杆菌、产酸链球菌、葡萄球菌等。

2. 食物因素　精制的碳水化合物在口腔内经细菌发酵作用产生酸，往往引起龋齿发生。进食过多的糖，或缺少钙、磷、维生素 A、维生素 D 等皆可引起龋齿。

3. 宿主牙齿和唾液因素　牙齿的牙釉质发育不良、含氟量低者易患龋齿；牙齿排列拥挤、错位，牙齿本身的窝沟等容易滞留食物，引起细菌生长繁殖，导致龋齿的发生。

二、 龋齿的未病先防

（1）早晚刷牙，饭后漱口。掌握正确的刷牙方法，即顺着牙缝刷。睡前刷牙必不可少，刷牙后不再吃东西。

（2）多食蔬菜及含纤维素的食物，加强牙齿的自洁作用；少吃甜食，特别是睡前不进食黏性甜食。

（3）用氟化物（氟化钠漱口液或氟化钠牙膏等）防龋，提高牙齿抗酸力，使牙齿不易被腐蚀。

（4）定期检查口腔，及时纠正不良的牙位。

三、 龋齿的既病防变

如果龋齿的情况比较严重，一定要请专业的口腔科医生来处理。目前常用的处理措施主要有以下几种。

1. 填充　即将龋齿坏死组织去除净，做成一定的洞形，清洗、消毒以后，用填充材料填充，并恢复牙齿缺损的外形，坏死组织即可不继续发展。浅龋填充效果最好。治疗中龋和深龋时，在去净龋齿坏死组织以后，有时洞底已接近牙髓，就需要在洞底加一层护髓剂再填充。有时深龋在去净龋齿坏死组织以后牙髓就暴露了，就需要先采取牙髓治疗，然后才能填充。填充材料主要用银汞合金或复合充填树脂。

2. 药物治疗　该方法大多用于龋齿损害面积比较广泛的浅龋或牙面呈剥脱状的环状龋，它的优点是能够控制病情进一步发展，缺点是不能恢复牙齿的外形。因此，治疗龋齿，愈早愈好。

3. 中医药治疗　胃腑实热型：牙周龈肉红肿疼痛，口渴而有臭气，小便短赤，大便秘结，舌红、苔黄腻，脉滑数。宜清胃泻火、祛湿止痛。主方清胃汤加味，即石膏 30 克（先煎）、黄芩 10 克、黄连 10 克、生地黄 15 克、牡丹皮 10 克、升麻 6 克、露蜂房 10 克、海桐皮 10 克。肾阴亏虚型：牙齿上形成龋洞，表面污黑，牙齿隐痛，头晕眼花，腰膝酸软，或耳鸣、口渴不欲饮、五心烦热，舌红少苔而干，脉细数。宜滋阴益肾、降火止痛。主方知柏地黄丸加减，即熟地黄 15 克、山茱萸 10 克、山药 12 克、茯苓 12 克、泽泻 10 克、牡丹皮 10 克、知母 10 克、黄柏 10 克、地骨皮 10 克、麦冬 10 克。

第七节

口腔溃疡——注意口腔卫生

口腔溃疡，又称口疮，是一种十分常见的发生在口腔黏膜上的表浅性溃疡疾病。有些人反复发生口腔溃疡，一年四季不断，又称为复发性口疮。口腔溃疡在青年人中较为常见。该病发生的部位多见于口腔黏膜及舌的边缘，常是白色溃疡，周围有红晕，十分疼痛，特别是遇酸、咸、辣的食物时，疼痛更加厉害，以致看到美味都不愿品尝。口腔溃疡虽是小病，却令人痛苦不堪，甚至坐卧不宁、寝食不安、情绪低落。

一、 口腔溃疡的常见病因

1. 消化系统疾病及功能紊乱　如腹胀、腹泻或便秘等，往往通过影响人体免疫系统导致口腔溃疡发生。

2. 内分泌变化　有些女性病人往往在月经期发生，可能与体内雌激素分泌量下降有关。

3. 精神因素　有的病人在精神紧张、情绪波动、睡眠状况不佳的情况下发病，可能与自主神经功能失调有关。

4. 遗传因素　如父母双方均患有复发性口腔溃疡时，其子女有80% ~ 90%患病概率；若双亲之一患此病时，其子女有50% ~ 60%患病概率。

5. 其他因素　如缺乏微量元素锌、铁、叶酸、维生素 B_{12} 等，可降低免疫功能，增加复发性口腔溃疡发病的可能性。

二、 口腔溃疡的未病先防

（1）进行心理调节，祛除不利精神因素。情绪不良的人应善于自解烦恼，宽容乐观，与他人和睦共处。

（2）饮食调节。饱餐过度与口腔溃疡有直接因果关系，尤其是消化不良者，应限食或少量多餐。进食易消化、富含维生素的食品，不可偏食，多吃蔬菜、水果，注意营养调配。

（3）注意口腔卫生。早晚刷牙，饭后漱口。避免损伤口腔黏膜，避免辛辣性食物和局部刺激。

（4）常做叩齿运动，加强身体素质锻炼，增强口腔黏膜抵抗力。

（5）注意生活规律性。养成一定排便习惯，防止便秘。保证充足的睡眠时间，避免过度疲劳。

三、 口腔溃疡的既病防变

（1）口腔溃疡发生时局部可用复方氯己定漱口液或复方硼砂漱口液等含漱，每天3～5次，每次10毫升，含5分钟左右后吐弃。再用口腔溃疡消炎薄膜，贴于溃疡上，待其自然化解。

（2）补充维生素 B_1、维生素 B_2、维生素 B_6 及维生素 C，提高机体的自愈能力。

（3）口服抗生素。当口腔溃疡有继发感染时，可适当服用抗生素类药物。

（4）若溃疡数目多，不断复发，可使用调整免疫力的药，如肾上腺皮质激素；或在医师指导下服用中药，如滋阴清热的知柏地黄丸、补益元气的补中益气丸等，以提高机体免疫力，减少复发概率。

外用验方一：六神丸。取六神丸1支（30粒）碾碎成粉，加2毫升凉开水浸透成稀糊液备用。用前先清洁口腔，然后用细长棉签蘸上六神丸液涂于溃疡面，以餐前 15 分钟用药为佳，每天 3 次，睡前加用 1 次。一般用药 5 分钟即可起到止痛效果。小溃疡 1~2 天可痊愈，溃疡面较大者 5 天可痊愈。

外用验方二：云南白药。用云南白药外敷口腔溃疡疮面，每天 2 次，一般 2~3 天痊愈。

外用验方三：蒲公英煎液口服并漱口。取新鲜蒲公英 100 克，或干品 50 克，洗净水煎，饮药液并含漱，每日数次至痊愈。蒲公英味苦、甘，性寒，可清热解毒，防治口腔溃疡。

内服验方：封髓丹加味，以砂仁 8 克、黄柏 8 克、生甘草 10 克、川牛膝 10 克、淡干姜 5 克，水煎服，每日 1 剂，3~5 剂即可见效。

第八节

颈椎病——网瘾青年的"职业病"

颈椎病是因颈椎间盘退行性变及其继发性椎间关节退行性变所致的脊髓、神经根、血管损害而出现的相应症状和体征。本病主要由于颈椎长期劳损、骨质增生，或颈椎间盘脱出、韧带增厚，致使颈椎脊髓、神经根或椎动脉受压，出现一系列病理改变和功能障碍，如椎节失稳或松动、髓核突出或脱出、骨刺形成、韧带肥厚和继发的椎管狭窄等，刺激或压迫了邻近的神经根、脊髓、椎动脉及颈部交感神经等组织，从而引起眩晕、头痛、颈肩部疼痛等症状和体征。

本病临床主要症状是头、颈、肩、背、手臂酸痛，脖子僵硬，活动受限。病人感觉颈部疼痛、酸胀、发僵；晨起、劳累、姿势不正及寒冷刺激后突然加剧；活动颈部有"嘎嘎"响声；用手按压颈部有疼痛点；按摩颈部有韧带"弹响"，转动颈部不够灵活；颈肩酸痛可放射至头枕部和上肢；有的病人一侧面部发热，有时出汗异常；肩背部有沉重感，上肢无力，手指发麻，肢体皮肤感觉减退，手握物无力，有时不自觉地握物落地。当颈椎病累及交感神经时可出现头晕、头痛、视力模糊、两眼发胀发干、眼张不开、耳鸣、耳堵、平衡失调、心动过速、胸部紧束感，有的甚至出现胃肠胀气等症状。

一、 颈椎病的常见病因

1. **颈椎退行性变**　随着年龄的增长，颈椎及椎间盘可发生不同的改变，在颈椎退行性改变的基础上，出现颈椎间盘突出、颈椎钩椎关节失稳、钩椎骨质增生等，致使颈椎动脉血流受阻，从而引起椎-基底动脉供血不足。

2. **外伤因素**　剧烈活动或不协调地运动，影响到颈椎的结构。

3. **慢性劳损**　长期处于不良的姿势，椎间盘受到来自各方面的牵拉、挤压或扭转。

4. **寒冷、潮湿**　尤其在椎间盘退变的基础上，受到寒冷、潮湿因素的影响，可造成局部肌肉的张力增加、肌肉痉挛，增加对椎间盘的压力，引起纤维环损害。

二、 颈椎病的未病先防

1. **改善不良的睡眠习惯**　正常人仰卧位枕高应在 12 厘米左右，约与个人拳头等高为好。枕芯要求细碎、柔软，宜用谷皮、荞麦皮、绿豆壳、草屑等填充。枕头的形状以中间低、两端高的元宝形为佳，此种形态可利用中部凹陷来维持颈椎的生理曲度，对头颈部起到相对制动与固定作用。

2. **改善不良的工作姿势习惯**　对于长期低头工作或头颈部经常固定

在某一姿势下的人，要使案台与座椅高度适于自身，尽量避免过度低头屈颈，桌台可适当高些，斜面办公桌较平面桌更为有利。在长时间工作中，做短暂的颈部前屈、后伸、左右旋转及回环运动，以改善颈肌疲劳，恢复最佳应力状态。

三、 颈椎病的既病防变

1. **牵引法**　通过牵引力和反牵引力之间的相互平衡，使头颈部相对固定于生理曲线状态，从而使颈椎曲线不正的现象逐渐改变。其疗效有限，仅适于轻症者，且在急性期禁止做牵引，防止局部炎症、水肿加重。

2. **推拿法**　通过医生双手和简单器械在身体的一定部位或穴位，沿经络循行的路线、气血运行的方向，施以不同的手法，达到治疗目的。在急性期或急性发作期禁止推拿，以防神经根部炎症、水肿加重，疼痛加剧。颈椎病伴有骨折、骨关节结构紊乱、骨关节炎、严重的老年性骨质疏松症等时，推拿可使骨质破坏、感染扩散，应禁用此疗法。

3. **针灸、理疗法**　根据中医基础理论，颈椎病的发生多由于风寒侵袭、气血不和、经络不通所致，针灸、理疗的治疗主要是通过针灸刺激和电、热、磁等作用于人体，达到舒筋活血通络的目的。

4. **手术法**　包括后路椎板切除减压、前路椎间盘切除术、椎体间植骨术、骨刺切除术、椎动脉减压术等。其原理主要是减轻压迫、消除刺激、增进稳定，防止进行性损害。但手术并发症与禁忌证较多，危险高，痛苦大，年龄偏大、身体欠佳，合并心脑血管病变或糖尿病，或者有麻醉禁忌证的病人不宜手术治疗。

5. **中医药治疗**　中医根据辨证施治，对本病多采用散风祛湿、活血化瘀、舒筋止痛等法，对减轻疼痛、麻木、头晕等症状有一定疗效。常用的成药有木瓜丸、风湿痹痛片、换骨丹、养血荣筋丸、颈复康颗粒等；常用的汤剂有四物止痛汤、独活寄生汤、桃红四物汤、骨刺汤、伸筋活血汤；还可用蠲痛丸等。药物治疗应到正规医院在中医师指导下进行。

第九节

感冒——不可小觑的疾病

感冒分为普通感冒和流行性感冒，是青年人最常见的肺系感染性疾病。

感冒的症状轻重不等，轻的有鼻塞、流涕、喷嚏、轻度头痛、乏力等，一般经过几天到一周就会自然痊愈；重的除呼吸道症状加重外，常有高热、头痛、精神萎靡、食欲减退等。去医院检查时，可见咽部有不同程度的充血，在病毒感染时，咽部充血程度较轻、可见滤泡，出现鼻塞、鼻流清涕；细菌性感染时则表现为化脓性炎症，咽部充血重、有脓性分泌物，鼻流脓涕。

感冒进一步发展可成为支气管炎、肺炎；波及邻近器官时会发生中耳炎、鼻窦炎等。有些引起感冒的病毒可同时侵犯心肌、中枢神经系统，发生心肌炎、脑膜炎等严重并发症；链球菌引起的感冒可导致肾炎、风湿病等免疫性疾病。所以有"感冒是百病之源"之说，对感冒千万不能以为是日常小病而掉以轻心。

一、 感冒的常见病因

1. 病毒和细菌感染　常见的病毒有鼻病毒、肠道病毒、流感病毒、副流感病毒等。常见的细菌有 A 族链球菌、肺炎球菌、流感杆菌、葡萄球菌等。

2. 环境因素，外感病邪　寒夜露宿，久卧凉地，遭受雨淋或涉水渡河时受冷水刺激等因素，均可使上呼吸道黏膜抵抗力降低，导致感冒发生。

二、 感冒的未病先防

（1）加强锻炼，增加身体抵抗力，培养良好的卫生习惯，避免过度疲劳。

（2）注意保暖，当心受凉。天气变化时，身体抵抗力较弱者应及时增减衣服。

（3）感冒流行期间应避免到人多拥挤的公共场合。

（4）房间要经常开窗通风，保持室内空气清新。

（5）多吃水果、蔬菜补充维生素；多吃蛋类、奶类、瘦肉和各种豆制品，补充蛋白质，增加营养。

（6）感冒流行期间，可服用板蓝根、桑菊饮等中药冲剂，有一定预防作用。也可食用些食疗小偏方，介绍如下。

萝卜梨汤：白萝卜150克，鸭梨100克，切成薄片，加水800毫升，煮至400毫升后，加冰糖适量。每次200毫升，每天2次，连服3～4天，对预防风热感冒有帮助。

葱白姜丝香菜汤：连须葱白用刀背拍破后切成小段，生姜丝25克，带根香菜6棵，加水500毫升，煮15分钟，加盐、醋、香油适量。每次200毫升，每天1～2次，预防风寒感冒有效。

三、 感冒的既病防变

（1）充分的休息和足够的睡眠是迅速减轻症状、促进自愈、早日康复的保障，同时亦可减少传染他人的机会。

（2）西药的合理使用：可以服用复方制剂如速效感冒胶囊、感冒清、康泰克等，兼有退热、止痛及抗过敏等作用；如选用抗病毒药物，常用的有病毒灵（吗啉胍）、病毒唑（利巴韦林）等；发热、头痛、关节肌肉酸痛，可口服泰诺林、百服宁等；若感冒后咳嗽频繁，伴黄稠黏痰、发热、咽红、喉痛，血常规化验白细胞总数及中性粒细胞升高，应考虑已继发细菌感染，此时应给予抗生素消炎治疗，可选用红霉素、麦迪霉素、乙酰螺旋霉素、头孢菌素等。

（3）中药的辨证选用：中医将感冒主要分为风寒、风热、暑湿、体虚四型。其中恶寒重、发热轻、无汗、头痛、肢节酸痛、鼻塞声重、时流清涕、喉痒、咳嗽、吐痰稀薄色白、舌苔薄白者属风寒型，可以选用九味羌活颗粒、正柴胡饮等。咳嗽明显者可选通宣理肺丸，如用葱白、生姜煎汤送服，服药后盖上被子休息一会儿，微微发点汗则效果尤佳。发热、微恶风寒或有汗、鼻塞、打喷嚏、流稠涕、头痛、咽喉疼痛、咳嗽痰稠、舌苔薄黄者属风热型，可以选用银翘片、夏桑菊颗粒、板蓝根颗粒、双黄连口服液等，咽喉疼痛明显者可再含西瓜霜润喉片，咳嗽痰稠明显者可合用蛇胆川贝液或鲜竹沥口服液。

发生于夏季，面垢、身热汗出但汗出不畅、身热不扬、身重倦怠、头昏重痛，或有鼻塞流涕、咳嗽痰多、胸闷欲呕、小便短少、舌苔厚腻者属暑湿型，可以选用藿香正气水，孕妇等不能饮酒者可用藿香正气液、丸或软胶囊，舌苔明显黄腻者可用保济丸等。易反复感冒，感冒则恶寒较重，或发热、热势不高，鼻塞流涕，头痛，汗出，倦怠乏力，气短，咳嗽咯痰无力，舌质淡、苔薄白者属气虚感冒，可选用补中益气丸或玉屏风颗粒。微恶风寒、少汗、身热、手足心热，头昏心烦、口干、干咳少痰、鼻塞流涕、舌红少苔者属阴虚感冒，可以选用汤剂加减葳蕤汤，方用葳蕤 15 克、生葱白 2 段、桔梗 6 克、白薇 12 克、淡豆豉 12 克、薄荷 6 克、炙甘草 2 克、大枣 2 枚，水煎服，每天 1 剂，燥热明显者方中可再加适量桑叶、菊花、天花粉、麦冬等疏风清热、滋阴解表；咳嗽明显者可选用川贝枇杷膏。

第十节

急性胃肠炎——上吐下泻的感受

急性胃肠炎是青年朋友非常容易碰到的疾病，多是进食被细菌或细菌毒素污染的食物或水后所引起的胃肠道黏膜急性炎性改变。该病突发性强，常无前驱症状，开始时有上腹不适和疼痛，随之出现恶心呕吐，或伴腹泻。呕吐物最初多为胃内容物，严重的可见黄绿色胆汁，腹泻多成水样便，深黄色或黄绿色，含有未消化的食物；病情严重时可出现发热、脱水，甚至休克。

一、 急性胃肠炎的常见病因

1. 不注意饮食卫生　不洁食品未经彻底清洗消毒就直接食用，致使病从口入。

2. 食用过期的食品　许多食品过期后，含有大量的霉菌，若仍食用，常引发胃肠炎或食物中毒。

3. 食用未做熟的食物　在公共场所就餐，卫生条件差，烹饪的食物不熟或加热不彻底，都会导致胃肠炎的发生。

4. 大量饮用冰镇饮料　盛夏季节，一些青年朋友为了解暑降温，常无节制饮用冰镇饮料，使胃肠道黏膜在短时间内受到严重刺激而产生不适，导致炎症发生。

二、 急性胃肠炎的未病先防

（1）养成良好的饮食卫生习惯，食用器皿经常消毒，做到饭前饭后要洗手。

（2）培养科学的饮食习惯，一日三餐做到定时定量，勿暴饮暴食，忌食过冷过热的食物，维护胃肠道功能正常。

（3）注意食品卫生，特别是乳制品、蛋、肉类食品的安全，购买时应注意生产日期和保质期。

（4）在公共场合就餐时，条件允许的尽量实行分餐制。

（5）隔夜食品食用时要充分加热，防止细菌、病毒等侵入人体。

三、 急性胃肠炎的既病防变

（1）卧床休息，多喝开水，以确保体液平衡。

（2）病情较轻的病人，一般不需要刻意治疗，2天内会自然痊愈；饮食应以清淡、易消化为主。腹泻者可用热水袋暖腹。

（3）中、重度病人，由于严重的呕吐和腹泻，致使胃肠道丢失大量的液体，当出现水和电解质紊乱的情况，应及时就医。

（4）具有传染性的病人要彻底隔离治疗，并以抗菌治疗为主。

（5）针灸治疗。取天枢、足三里，针刺可缓解腹痛，呕吐者可加刺内关。

（6）可根据具体临床表现，在医生指导下辨证选用中药治疗。

1）泄泻腹痛，泻下急迫，或泻而不爽，粪色黄褐，气味臭秽，肛门灼热，或身热口渴，小便短黄，苔黄腻者属肠胃湿热型，治当清热化湿、行气止泻，可用香连丸，也可口服小檗碱，每次1~3片，每天3次。

2）泄泻清稀，甚则如水样，腹痛肠鸣，脘闷食少，苔白腻者属寒湿阻滞型，治当散寒除湿、和中止泻，可以口服藿香正气水，每次10毫升，每天3次。

3）泻下稀便，伴有不消化食物，或有臭鸡蛋气味，脘腹胀满，腹痛肠鸣，泻后痛减，嗳腐酸臭，不思饮食，苔垢浊或厚腻者属食滞胃肠型，治当消食化滞、和胃降逆，可以口服保和丸，每次 9 克，每天 3 次。或用生山楂 50 ~ 100 克煎水代茶，频频饮之。

4）若稍进油腻食物或饮食稍多，大便次数即明显增多而发生泄泻，伴有不消化食物，大便时泻时溏，迁延反复，饮食减少，食后脘闷不舒，面色萎黄，神疲倦怠，舌淡、苔白者属脾胃虚弱型，治当健脾理气、和胃止泻，可以口服参苓白术颗粒，每次 9 克，每天 3 ~ 4 次。

第十一节

病毒性心肌炎——"心"的呼唤

病毒性心肌炎是病毒侵犯心脏、以心脏炎症为主要表现的疾病，可伴随有心包炎或心内膜炎。近年来发现，青年人患此病的概率有所增加，特别是少数病人发生猝死或病程迁延不愈、成为慢性心肌病，严重威胁健康，影响学习，因此，应加以高度的重视。

病毒性心肌炎在心脏症状出现前数日多有轻重不等的前驱症状，表现为发热、周身不适、咽痛、咳嗽、腹泻、肌肉痛、皮疹等，多数情况下前驱症状较轻，一般不易引起注意。前期症状后，常有的症状有心前区不适、胸闷、憋气、喜"长出气"、胸痛、心悸、头晕、疲乏无力等，进一步发展到危重时，表现为面色苍白、烦躁不安、呼吸困难、嘴唇发绀、手足冰冷、肝脏肿大等充血性心力衰竭症状。由于青年人喜欢参加体育活动，对轻微症状常不予注意，以致在活动中病情急剧恶化，可能引起严重后果。因此，要提醒青年朋友注意，一旦有症状出现，即应注意休息，停止参加剧烈运动并及时去医院做进一步检查。

一、 病毒性心肌炎的常见病因

1. 病毒因素　大量动物实验及临床观察证明，有多种病毒皆可引起心肌炎，其中柯萨奇病毒最常见，其他如脊髓灰质炎病毒、流感及副流感病毒、腮腺炎病毒、水痘病毒、带状疱疹病毒及肝炎病毒等也可能致病。

2. 条件因素　生活中受病毒感染的机会很多，而多数不发生心肌炎，在一定条件下才发病。例如，当机体由于继发细菌感染（特别是链球菌感染）、发热、缺氧、营养不良、接受类固醇或放射治疗等，而抵抗力又十分低下时，可诱发此病。

二、 病毒性心肌炎的未病先防

（1）加强锻炼、注意营养，增强机体抗病能力。

（2）预防感冒，防止各种病毒感染。

（3）改善居室、教室的卫生条件，注意通风、换气，避免寒冷、潮湿的不良刺激。

（4）在已有病毒感染时，应注意及时休息，避免各种可促使发病的有害因素。

三、 病毒性心肌炎的既病防变

患上病毒性心肌炎后，一定要及早到医院系统治疗，以免贻误。目前，对病毒性心肌炎尚无特效治疗方法，一般结合病情采取综合治疗。应卧床休息并增加一些营养以增强身体抵抗力；可使用维生素 C、辅酶 A、肌苷等药物，以加强心肌营养，改善心肌功能，帮助受到损害的心肌恢复；如伴有细菌性感染，可使用抗生素；或使用强的松（泼尼松）、氢化可的松以促进心肌中酶的活力，减轻心肌的炎性反应。重症者应及时住院进行彻底治疗。

中医认为病毒性心肌炎的后遗症多见脏腑失调，可分为心脾亏虚、心神不宁兼瘀血阻络证和心脉瘀阻证，主要临床表现为心悸怔忡，心前区疼痛，唇甲发绀，乏力，头晕，自汗气短，面色苍白或萎黄，舌质淡或紫暗或有瘀斑瘀点、苔薄，脉细涩或结代。治疗方面，可以用一些补气药如党参、白术、茯苓等益气健脾，再配合板蓝根等抗病毒药物，也可采用益气养阴的方法，用人参、麦冬、五味子等以提高心脏功能。

第十二节

病毒性肝炎——可防可治的疾病

病毒性肝炎是由肝炎病毒引起的以损害肝脏为主的全身性疾病，其主要症状是食欲减退，恶心，乏力，上腹部不适、发胀，大便变稀，肝脏肿大、有压痛等。甲肝（全称甲型肝炎）病人会出现眼睛、皮肤发黄的黄疸症状（多数在2~6周消退）。病毒性肝炎对人的健康和学习有较大的影响，对青年人的影响更大，因此应当积极预防。

根据肝炎病毒的类型，可以将病毒性肝炎分为甲、乙、丙、丁、戊等许多型，其中最为常见的是甲肝（全称甲型肝炎）和乙肝（全称乙型肝炎）。甲肝主要通过消化道传染，日常生活中食用了被甲肝病毒污染的食物或饮用水被其污染，就可能感染，或者手接触了病人或带病毒者及被其污染的用具、食具，而吃东西前又未洗手，病毒就可能进入口中而感染。

乙肝主要通过血液、母婴、性接触等途径传播。乙肝病毒不通过消化道和呼吸道传播，所以日常接触如握手、拥抱、一起工作、吃饭等一般不会传染。总的来说，病毒性肝炎是可防可治的疾病。

一、 病毒性肝炎的未病先防

由于目前对病毒性肝炎（特别是乙肝）尚无特效疗法，所以要以预防为主。

（1）加强个人卫生，注意做到饭前便后及接触病人后用香皂、流水洗手，不要共用食具、洗漱用品。不喝生水，不吃未洗净的蔬菜、水果，注射时使用一次性注射器具等。

（2）针对肝炎病毒煮沸 20 分钟或高温高压下 15 分钟即可被杀死的特点，要做好餐具、生活用具的经常性消毒工作。

（3）注射乙肝疫苗是预防乙肝最有效的方法。

二、 病毒性肝炎的既病防变

一旦确诊肝炎，要及时在医生指导下进行治疗。

（一） 一般疗法

1. 休息　急性期病人需要充分卧床休息，减轻肝脏负担，以利于肝细胞的修复。黄疸消退、症状开始减轻后，可逐渐增加活动。症状消失，肝功能基本恢复正常后还应继续适当休息 1 个月，如病情稳定，可回校学习，但半年内不应参加剧烈的体育活动或劳动。

2. 营养　补充适当的营养在肝炎治疗过程中很重要，应根据需要合理安排饮食，多进食糖类（如主食、水果等）、蛋白质（如瘦肉、奶类、蛋类、豆制品等）和维生素（如蔬菜、瓜果、药用维生素等），即所谓高糖、高蛋白和高维生素的"三高饮食"，脂肪摄入量视病情应适当减少。所进食物应容易消化，每餐摄入不宜过多，慢性肝炎病人尤其应注意防止发生脂肪肝。总之，饮食应以病人个人食欲及耐受程度为准。

（二） **药物疗法**

1. **一般药物**　目前药物的作用在于对症治疗和辅助恢复肝功能，制剂种类繁多，可根据病情和供应情况，因人、因地制宜，注意避免滥用。口服维生素以维生素 C、复合维生素 B 为主。黄疸较重、凝血酶原时间延长及有出血倾向者应给予维生素 K；黄疸持续时间较长者还应增加维生素 A；病情较重、食欲差或有呕吐不能进食者，可以静脉滴注葡萄糖、维生素 C。

2. **免疫调节药物**　主要用于慢性肝炎，理论上应先检测免疫功能再选用免疫抑制剂或免疫促进剂，但一般医疗单位不具备检测条件，且一些体外免疫检测方法的准确性及实际意义较难判断，故临床常根据经验试用。

3. **抗病毒制剂**　对乙肝病毒有抑制作用的药物有干扰素、阿糖腺苷、单磷酸阿糖腺苷、阿昔洛韦、膦甲酸钠、叠氮脱氧胸腺嘧啶核苷、右旋儿茶素、利巴韦林及干扰素诱导剂——聚肌苷酸胞嘧啶核苷酸（简称聚肌胞）等，近年国内外已开始应用这类药物进行治疗。其中以干扰素和阿糖腺苷、干扰素和阿昔洛韦联合应用，激素与重组 α 干扰素先后使用对消除乙型肝炎病毒复制标志较为有效。

4. **中医药治疗**　中医学认为病毒性肝炎的病因由内因和外因而致：内因为正气虚损，外因为湿热疫毒入侵。其病机错综复杂，急性期以湿热疫毒为主，慢性期以气血失调为主，晚期以正气亏损为主。由于病人先天禀赋不同，病程长短不等，生活环境及饮食起居不一，临床表现复杂多样，因而中医治疗重视整体调理，强调辨证与辨病相结合，内治与外治相结合，分层次分阶段，扶正与祛邪相结合进行治疗。

三、 病毒性肝炎的愈后防复

（1）以适当休息、合理营养为主，适当辅以药物，避免饮酒、过度劳累和使用对肝脏有损害的药物。

（2）治疗彻底。本病确诊后一定要在正规医院医生指导下采用适合自己病情的方法彻底治疗。

（3）适当锻炼，增强自身免疫力。病人的机体免疫调控功能正常，入侵的乙肝病毒才容易被清除，损伤的肝细胞才逐渐得以修复，病情才能趋向于好转。

第十三节

肾炎——及时治疗很重要

肾炎，顾名思义就是肾脏发生了炎症反应，但它和其他脏器的炎症是不同的，比如肺炎、肠炎等都是细菌和其他微生物直接损伤组织器官导致的局部炎症反应，肾炎则是免疫介导的炎性反应性疾病，是不同的抗原微生物感染人体后，产生不同的抗体，结合成不同的免疫复合物，沉积在肾脏的不同部位，造成病理性损伤，形成不同类型的肾炎。肾炎按发病时间，分为急性肾炎与慢性肾炎；按发病原因，分为原发性肾小球肾炎与继发性肾小球肾炎。由于肾炎对青年人的发育和健康会造成严重影响，因此应加以重视，及时就诊很重要。

急性肾炎的主要症状：发病前 1～4 周曾发生过扁桃体炎、咽炎或化脓性皮肤病等；出现低热、头晕、恶心、呕吐和食欲减退等；水肿和尿量减少甚至发生尿闭；约有 1/3 的病人肉眼可见到血尿，其余病人的尿检可在显微镜下看到红细胞；血压普遍增高。急性肾炎的病程迁延超过一年，就是慢性肾炎。

一、 肾炎的常见病因

1. 细菌或病毒感染　这是最常见的原因，特别是上呼吸道感染（普通）、无症状性菌尿、流感、咽喉炎、气管支气管炎等都可以使肾炎症状加重。

2. 寄生虫等感染　由寄生虫（如血吸虫）感染、原虫（如疟原虫）感染、生物毒素（如花粉、蜂毒）入侵机体、重金属（如金、汞、铋）、内源性抗原、恶性肿瘤、良性肿瘤等原因也可以引起不同类型的肾小球肾炎。

3. 过度劳累　包括过度劳累（如参加重体力劳动和剧烈运动）、开夜车，甚至房劳过度等，均可使肾炎病情加重。

4. 使用肾毒性药物　应用氨基糖苷类药物如庆大霉素、卡那霉素及链霉素等。

二、 肾炎的未病先防

（1）增强体质，避免发生感冒、扁桃体炎、咽炎等疾病，还应注意保护皮肤，避免皮肤感染。患病后进行及时、彻底的治疗。

（2）养成良好的生活习惯，不酗酒、不吸烟，有效地控制血糖和血压，定期进行身体健康检查。

（3）放松心情，避免过度劳累。

三、 肾炎的既病防变

患上肾炎之后，应该在医生指导下正确合理使用药物，不要盲目使用偏方，以减少药物性肾炎的发生。

1. 一般治疗　肾炎病人不论病情轻重均应卧床，以控制病情发展，待症状消失、小便情况好转、血压正常后才可进行轻微运动；浮肿及高血压病人应控制食盐摄入（1~6克/天），尿量明显减少者蛋白质摄入也应

限量 [0.5 克/（千克体重·天）]，血压正常、浮肿消退、尿量增加时即可恢复正常饮食；急性期宜进高维生素 C、高糖膳食；严重病例应注意积极治疗，防止心力衰竭、高血压脑病和肾衰竭。

2. 治疗感染灶　首选青霉素。反复发作的慢性扁桃体炎，待肾炎病情稳定后可做扁桃体摘除，术前、后 2 周需注射青霉素。

3. 对症治疗　利尿、消肿、降血压。常用噻嗪类利尿剂（如氢氯噻嗪，25 毫克/次，每天 2 ~ 3 次），必要时采用利尿剂如呋塞米，20 ~ 60 毫克/天，注射或分次口服。利尿后血压仍高时，可加用钙通道阻滞剂，如硝苯地平，20 ~ 40 毫克/天，分次口服，或血管扩张药，如肼屈嗪，25 毫克/次，每天 3 次。但保钾利尿药（如氨苯蝶啶及螺内酯）及血管紧张素转化酶抑制剂，少尿时应慎用，以防诱发高血钾。

4. 中医药治疗　本病多属实证。根据辨证可分为风寒、风热、湿热几种类型，分别予以宣肺利尿、凉血解毒等疗法。其恢复期脉证表现不很明确，辨证不易掌握，治法多以清热利湿为主，佐以养阴，一般不宜温补。

四、 肾炎的愈后防复

1. 治疗彻底　很多人对肾脏病的危害认识不够，以为治疗一段时间，没有什么明显症状就急慢治疗或者盲目停药不再治疗，这是造成临床急慢性肾炎反复发作的一个常见原因。一定要在正规医院医生指导下采用适合自己病情的方法彻底治疗。

2. 起居调养　一般认为急性肾炎经积极治疗预后较好，少数可发展为慢性肾炎。慢性肾炎由多种病因引起，预后较差，晚期可出现肾衰竭。肾炎病人起居调养特别要注意，一是防风寒，避免感冒，不慎感冒，则可能加重病情；二是勿过度劳累，过度劳累亦可加重病情。

3. 饮食注意　肾炎特别是患急性肾炎者要严格限制钠、钾的摄入量，给予低盐、无盐饮食，避免食用含钾高的食品，如鲜蘑菇、香菇、大枣、贝类等。动物肝、肾等内脏含核蛋白多，其代谢产物含嘌呤及尿酸亦多，由肾排出，可增加肾的负担，应少吃。

第十四节

贫血——容易被忽视的状态

贫血不是一种疾病，是某些疾病的共同症状，也是现实生活中容易被忽视的状态。准确来讲，贫血是指末梢血中单位容积内红细胞和血红蛋白量低于正常值。在沿海和平原地区，如果成年男性的血红蛋白低于 120 克/升，成年女性的血红蛋白低于 110 克/升，就可以认为有贫血。而对于高海拔地区，血红蛋白的浓度值一般要高一点。笔者认识一个在拉萨土生土长的藏族朋友，从小脸就非常红，而藏族人血液中平均血红蛋白浓度比北京、上海这些近海平面地区的居民高，这可能与高原地区缺氧状态刺激促红素生成增多有关。

一、 贫血的常见原因

红细胞生成减少和红细胞损失过多是产生贫血的两大原因。

1. 红细胞生成减少　骨髓造血功能减退，可引起再生障碍性贫血或单纯红细胞性再生障碍性贫血；骨髓被异常组织侵害，引起骨髓病性贫血；造血原料缺乏，如缺铁性贫血、营养性大细胞性贫血。

2. 红细胞损失过多　各种原因引起的红细胞寿命缩短，过多、过速地被破坏，即产生溶血性贫血。

3. 失血过多引起失血性贫血　此外，慢性感染、肿瘤、肾炎、尿毒症、肝病、内分泌功能减退等均可伴有贫血症状，这类贫血称继发性贫血。

与男性相比，女性更容易出现贫血，其直接原因是女性月经造成的血液损耗。近年来有很多女孩子因减肥而造成营养失调，形成了严重贫血的又一主因。对于营养缺乏引起的某些造血原料不足而发生的贫血，如缺铁性贫血、叶酸或维生素 B_{12} 缺乏引起的巨幼细胞贫血，分别用铁剂、叶酸或维生素 B_{12} 治疗，效果良好，一般可以治愈。青年人贫血通常是由于营养缺乏而引起的。因此，青年朋友应注意营养，科学进食。

红细胞中所含的血红蛋白是血液中负责运输氧的载体。如果得了贫血，就容易有以下表现：发色黯淡、头昏眼花、心悸失眠，甚至月经失调等。此症长期不治，将形成恶性循环，引起免疫力下降，许多疾病也会乘虚而入，健康将受到全面威胁。怎么才能知道自己是否贫血呢？最简便的办法就是到权威的医疗机构去做个血常规检查，检查结果中红细胞、血细胞比容和血红蛋白的任何 1 项或 3 项都低于正常值，即可诊断为贫血。一旦发现自己贫血，就要请医生做进一步的专业检查，找出引起贫血的原因，确定你的贫血是营养性贫血、失血性贫血、溶血性贫血及再生障碍性贫血四种类型中的哪一种，然后有针对性地进行病因治疗。

二、 贫血的未病先防

（1）饮食调摄：饮食营养要合理，食物必须多样化，食谱要广，要富有营养及易于消化。不应偏食，否则会因某种营养素的缺乏而引起贫血。饮食应有规律、有节制，严禁暴饮暴食。多食含铁丰富的食物，如猪肝、猪血、瘦肉、奶制品、豆类、大米、苹果、绿叶蔬菜等。多饮茶能补充叶酸、维生素 B_{12}，有利于巨细胞性贫血的治疗。但缺铁性贫血则不宜饮茶，因为饮茶不利于人体对铁剂的吸收。适当补充酸性食物则有利于铁剂的吸收。忌食辛辣、生冷不易消化的食物。

（2）劳逸结合，进行适当的体育活动，增强体质。

（3）要有意识地去补血，服用好的补血食品或药品。对于病人来说，最容易对付的是营养不良性贫血，程度较轻的用食疗就有效，这里给大家介绍几个可以改善贫血的常用药膳。

1）猪血粥。材料：猪血 100 克，菠菜 250 克，粳米 50 克。制作方法：取猪血放入开水中稍煮片刻，捞出切成小块；再将新鲜菠菜洗净放入开水中烫 3 分钟，捞出切成小段；将猪血块、菠菜及粳米放入锅中，加适量清水煮粥，粥熟后放入适量食盐、味精、葱、姜调味即可。此粥具有润燥养血之功效，适用于贫血及痔疮便血、老年便秘等症。

2）大枣汤。材料：大枣 10 枚，仙鹤草 30 克。制作方法：先将仙鹤草清洗干净，放入砂锅，加水适量，大火煮沸，改用小火炖煮 30 分钟，然后放入大枣和红糖，煨煮至沸，红糖完全溶化即成。

3）羊肉丝炒鸡蛋。材料：羊肉丝 100 克，鸡蛋 2 个，调料适量。制作方法：炒锅下油，爆香姜、葱，投入羊肉丝炒至九成熟，再加入蛋清快速炒熟，佐餐食用。功效：养血温阳。适合贫血而畏寒怕冷、面色萎黄、口唇黏膜与指甲淡白、头晕乏力的病人。

三、 贫血的既病防变

1. 病因治疗　消除贫血的病因是治疗贫血的基本原则。

2. 药物治疗　常用的药物有铁剂、叶酸和维生素 B_{12}、维生素 B_6、糖皮质激素、雄激素和红细胞生成素。阿胶、人参、熟地黄、当归、芍药等是常用的补血养血中药。

3. 饮食注意　少食辛辣助热食物，不饮烈性酒，以避免血管扩张引起出血。

4. 骨髓移植　主要用于重型再生障碍性贫血。

第十五节

青年期高血压——特殊的高血压

高血压分为原发性高血压和继发性高血压两类。原发性高血压是以血压升高为主要表现的一种疾病，病因不明，占高血压病人的 80% ~ 90%。继发性高血压是指继发于某些疾病之后的一种疾病，有明确而独立的病因，也称症状性高血压，占高血压病人的 10% ~ 20%。长期患有高血压往往成为多种心、脑血管疾病的重要危险因素。高血压的诊断标准：收缩压≥140 毫米汞柱，或舒张压≥90 毫米汞柱。

原发性高血压中，青年期高血压占有较大比例。近年来，青年人高血压的发病率有上升趋势。大量研究表明，青年期患高血压与青年后年龄段患高血压有密切联系。因此，做好青年期高血压的防治是这一时期卫生保健不可或缺的一项工作。

一、 青年期高血压的常见病因

引起青年期高血压的主要原因是青年期身体各器官系统迅速发育，心脏也随着发育，心肌收缩力大大提高，但血管口径的增长赶不上骨骼与肌肉的增长速度，血管口径相对较小，致使外周阻力加大，导致血压增高。另外，青春发育时期内分泌腺发育增强，激素分泌增多，神经系统兴奋性提高，自主神经调节功能不平衡，也会产生血压增高现象。同时，青年学生在迎考复习等特定环境下，由于精神高度紧张，大脑皮层功能紊乱，皮层下血管舒缩中枢失去正常调节，引起小动脉紧张性增强，外周循环阻力增加亦使血压增高。

二、 青年期高血压的主要临床表现

（1）收缩压（俗称高压）高而舒张压（俗称低压）不高，高压可达140~150毫米汞柱，低压一般不超过85~90毫米汞柱。

（2）平时没有什么不舒服的感觉，只在过度疲劳或剧烈运动后才感到一些不适，如头晕、胸闷等。正因为症状不明显，所以往往被青年人、家长、医护人员所忽视。

（3）部分发生原因是与青年期内分泌剧烈变化，心脏发育加快，血管跟不上心脏的发育有关，过了青年期，血压会逐渐恢复到正常水平。

三、 青年期高血压的未病先防

（1）加强健康知识教育，努力培养健全人格。对青年人进行有关健康知识的宣传教育，有利于青年人形成自觉防范高血压的意识。加强心理辅导，经常测量血压。

（2）改善膳食结构。限制食盐的摄入，每人每天食盐摄入量应小于5克。增加膳食中钾、钙的摄入量，钾与高血压之间呈明显的负相关，增加钾摄入，可降低钠与钾的比值，预防高血压。此外，宜多食新鲜的蔬菜、水果。

（3）防止肥胖。控制体重是预防高血压的有效措施。防止肥胖的措施包括避免从膳食中摄取过多的热量和加强运动等方法。

（4）坚持进行运动锻炼。坚持参加适当的运动，可以促进血液循环，增进各脏器功能，降低血脂，维持血压的稳定。

四、 青年期高血压的既病防变

高血压属中医"眩晕、头痛、肝阳、肝风"等范畴。早在《黄帝内经》中就有"诸风掉眩，皆属于肝"的记载。初期高血压，体质偏阳盛者在治疗上可采用平肝泄热、降逆熄风法。方用天麻钩藤饮加减，药物组成：天麻、钩藤、菊花、川芎、石决明、白蒺藜、怀牛膝、白芍、益母草各适量，水煎服，每天 1 剂。兼热盛伤阴者，可加生地黄、玄参、龟板、生牡蛎以凉血滋阴潜阳；兼痰热上扰者，加黄连、竹茹、枳实、胆南星、瓜蒌以清热化痰；头痛较甚者，加生赭石、生石膏以清热泻火、平肝潜阳而止痛。病人应到正规医院，在医生的检查指导下，辨证论治，规范用药。切忌个人不规范治疗及随意用药、停药。

第十六节

失眠——正确认识不恐慌

失眠，是一种常见的睡眠障碍，包括入睡困难、觉醒后不能再入睡、清晨觉醒过早且醒后不能再入睡等。青年人失眠多是因为紧张、焦虑及学习负担过重引起。因此，对青年期出现的失眠，应有正确认识，不盲目恐慌。

一、 失眠的临床表现

（1）入睡困难。

（2）不能熟睡，睡眠时间减少。

（3）早醒，醒后无法再入睡。

（4）频频从噩梦中惊醒，自己感觉整夜都在做噩梦。

（5）睡过之后精力没有恢复。

（6）容易被惊醒，有的对声音敏感，有的对灯光敏感。

（7）很多失眠的人喜欢胡思乱想。

本病发病时间可长可短，短者数天可好转，长者持续数日难以恢复。失眠会引起疲劳感、不安、全身不适、无精打采、反应迟缓、头痛、注意力不能集中。它的最大影响是精神方面的，严重一点会导致精神分裂、抑郁症、焦虑症、自主神经功能紊乱等功能性疾病，以及各个系统疾病，如心血管系统、消化系统等。

二、 失眠的常见病因

1. 生理、环境因素　环境的改变，会使人产生生理上的反应。如乘坐车、船、飞机时睡眠环境的变化，卧室内强光、噪声、过冷或过热都可能使人失眠。

2. 身体疾病的原因　某些身体疾病如哮喘、睡眠呼吸暂停综合征、夜间肌阵挛综合征等容易引起失眠。

3. 心理、精神因素　心理因素如焦虑、烦躁不安或情绪低落、心情不愉快等，都是引起失眠的重要原因。生活的打击、工作与学习的压力、未遂的意愿等，会使人产生心理和生理反应，导致神经系统的功能异常，造成大脑的功能障碍，从而引起失眠。

4. 药物和其他因素　服用中枢兴奋药、减肥药如苯丙胺等，可导致失眠。茶、咖啡、可乐类饮料等含有中枢神经兴奋剂——咖啡因，晚间饮用可引起失眠。酒精干扰人的睡眠结构，使睡眠变浅甚至失眠。

三、 失眠的未病先防

1. 一般心理治疗　通过解释、指导，使病人了解有关睡眠的基本知识，减少不必要的预期性焦虑反应。

2. 行为治疗　进行放松训练，加快入睡速度，减轻焦虑；调整生活习惯，如取消或减少午睡，养成按时睡眠的习惯；在晚上睡前用热水泡脚20分钟，睡眠也会有很好的改善。

3. 体育锻炼　适当体育锻炼可增强体质，平日多活动，增加躯体疲劳感，对睡眠有利，但运动量不宜过大，过度疲劳反而影响睡眠。

四、 失眠的既病防变

中医学认为失眠以七情内伤为主要病因，涉及脏腑不外心、脾、胃、肝、胆、肾，其病机总属营卫失和，阴阳失调为病之本，或阴虚不能潜阳，或阳盛不得入阴。治疗重点是调整阴阳，恢复平衡。心火亢盛，阴血不足者，临床表现以心烦惊悸、失眠多梦或心悸怔忡等为主，治疗用朱砂安神丸、磁朱丸等清热养血、重镇安神。心肝阴血虚证者，临床表现以心悸失眠、心烦神疲、健忘等为主，治疗一般用天王补心丹、酸枣仁汤以滋补心阴、养血安神。心肾不交虚热者，临床表现以心烦惊悸、失眠多梦、急躁等为主，治疗多用黄连阿胶汤以清热养阴、交通心肾。

第十七节

青年期抑郁症
——需要提高警惕的病症

抑郁症是一种以持续情绪低落为主要特征的情绪障碍性疾病。在青年期，人的生理发育较快，但心理发育往往稍滞后于生理发育，所以，在这个"心理断乳期"经常出现各种各样的心理问题。青年期抑郁症是常见的心理疾病之一。它多表现为长期抑郁，并伴有言语思维和行为改变，是以持久的、显著的情绪低落为基本特征的一种精神疾病。严重抑郁症往往会导致自杀的发生。据报道，我国的自杀和自杀未遂的人群中，抑郁症病人占了50%～70%。所以，青年期抑郁症是一种需要提高警惕的疾病。

一、青年期抑郁症的主要临床表现

1. 情绪低沉　表现为不愉快、悲伤、哭泣、自我评估过低，不愿上学，对日常活动丧失兴趣，想死或企图自杀；也有的表现为易激惹、好发脾气、执拗、无故离家出走等。

2. 行为迟缓　表现为动作迟缓，活动减少，退缩萎靡，思维迟钝，低声细语，言语减少，语速缓慢，自责自卑；有的还有罪恶妄想。有些青年人表现出反向症状，如不听从管教、对抗、冲动、有攻击行为或其他违纪等不良行为表现。

3. 躯体症状　各种躯体不适，如头痛、头昏、疲乏无力、胸闷气促、食欲减退、睡眠障碍等。

4. 绝望、社会性退缩、易激惹行为　患青年期抑郁症的人常可出现反社会行为及注意缺陷、多动、酗酒和药物滥用等行为。

一般来说，以心境低落为主要特征且持续至少2周，在此期间至少有下述症状中的4项，即可诊断为抑郁症：①对各种活动丧失兴趣，情绪低落；②明显的精力减退，持续感觉疲乏而找不到原因；③精神运动性迟滞或亢进；④强烈的自责、内疚感，自我评价过低，有妄想倾向；⑤联想困难，或思考能力显著下降；⑥反复出现想死的念头，甚至出现自杀行为；⑦出现睡眠障碍（睡眠过多或过少，质量下降）；⑧食欲不振或暴饮暴食，体重明显减轻或增加；⑨对人际交往的兴趣明显减退。这些症状的出现常常会使病人的社会功能受损，给其造成痛苦或不良后果。

二、青年期抑郁症的发病原因

1. 与遗传因素有关　研究发现，有家族抑郁病史的人抑郁症发病率为正常人群的 8 ~ 20 倍，且血缘越近，发病概率越高。青年期抑郁症中约 71% 有家族精神病或行为失调家族史。抑郁症青年人的一级亲属终生患该症的比例在 20% ~ 46%。在家族遗传方面，导致青年期抑郁症的危险因素包括：①亲子分离或早期母婴联结剥夺；②父母患有精神病；③父母虐待或忽视；④家族中有抑郁症和自杀史。

2. 与生物化学因素有关　药理研究表明，体内 5-羟色胺（5-HT）、多巴胺（DA）、去甲肾上腺素（NE）及受体功能降低，可能出现抑郁症状。这些激素和受体功能增强则可能与躁狂症有关。

3. 与生活因素有关　早期情感剥夺和失落，一个人早年或儿童时期不良的生活经历会使患抑郁症的可能性大大增加。如幼年母子情感被剥夺、丧失父母、早年亲子关系不良等均可增加发生情感障碍的危险性。另外，生活中意外重大事件造成的心理问题也是发病的重要诱因。如被成年人虐待、被坏人绑架或拐卖、被强奸或遭受性虐待等，这种伤害很严重，甚至会影响孩子的一生。

4. 性格缺陷　如被动-攻击型人格、强迫型人格、癔症型人格等。有学者认为急性抑郁症青年发病前个性多为倔强、执拗，或为被动-攻击型人格；慢性抑郁症青年病人病前多表现为无能、被动、纠缠、依赖和孤独；隐匿性抑郁症病人病前多有强迫性和癔症性性格特征。

5. 其他因素　慢性疾病、不合理饮食、抽烟、酗酒、滥用药物等也可引起青年期抑郁症。

三、 青年期抑郁症的未病先防

预防青年期抑郁症的关键在于培养健康积极的情绪，使青年人学会调适情绪、控制情绪，克服消极情绪。要培养健康积极的情绪，青年人首先要树立积极向上的人生观，自信、乐观、不怕挫折和困难、意志坚强。其次要学会接纳自己、宽容他人和环境，放弃完美主义，处事具有一定的灵活性，能根据实际情况调整自己的目标和行为；学会发现他人的优点，理解他人的缺点，和周围人保持良好的交往关系。再次是保持幽默感，平时习惯于用幽默的态度对待生活中的挫折和失利，创造轻松活跃的环境氛围。一旦出现消极情绪，青年人可通过向人倾诉、体育锻炼、从事自己喜欢的活动，甚至大哭一场等方式来合理宣泄自己的不良情绪。也可应用一些自我放松的训练来缓解紧张情绪，回归平和心绪。

四、 青年期抑郁症的既病防变

对青年期抑郁症的治疗，应遵循抗抑郁药物与心理治疗并重的原则。抗抑郁药物应在临床专科医师指导下服用，不要随意服药。常用药物如多塞平、百忧解等。当药物治疗改善了抑郁症的症状后，同时配合心理治疗，会使病人正确认识抑郁症，改变错误认知，完善人格，增强应对困难和挫折的能力和自信，这样结合治疗，才能达到根治的目的。

抑郁症属中医学"郁证"范畴。中医认为郁证是由于情志不舒，气机郁滞所引起的一类病症，主要表现为心情抑郁、情绪不宁、胁肋胀痛或易怒善哭，以及咽中如有异物、失眠等各种复杂症状。虽然抑郁症主要是由于情志所伤、肝气郁结逐渐引起五脏气机不和所致，但主要是肝、脾、心三脏受累及气血失调而成。具有抗抑郁作用的中药复方汤剂逍遥散、柴胡加龙骨牡蛎汤、甘麦大枣汤、百合地黄汤等，对缓解和消除抑郁症状同时调理气血，有着双重功效。

第十八节

青年期糖尿病
——"富贵病"的担忧

糖尿病是一种有遗传倾向的内分泌代谢疾病，可引起多系统损害，导致眼、肾、神经、心脏、血管等器官的功能缺陷或衰竭。本病以多尿、多饮、多食、体重减轻即"三多一少"为特点。它分为两种类型：1型——胰岛素依赖型糖尿病和2型——非胰岛素依赖型糖尿病。1型糖尿病主要是感染和自身免疫异常导致胰岛β细胞被破坏，无法正常分泌胰岛素造成的。而2型糖尿病是遗传与后天环境因素共同作用的结果，主要表现为机体对胰岛素不敏感，不能很好地利用胰岛素及胰岛素相对缺乏。

一、青年期糖尿病的常见病因

目前糖尿病的病因并不明确，研究认为，1型糖尿病多与遗传基因的异常有关，2型糖尿病多是由于肥胖、体力活动减少等因素导致体内胰岛素抵抗所致。近年来，随着生活水平的提高，加之不健康的生活方式，青年人中2型糖尿病的发病率急剧增高，出现许多"胖墩糖尿病病人"。

二、青年期糖尿病的主要临床表现

青年人1型糖尿病大多起病较急，病情较重。2型糖尿病起病缓慢，早期无自觉症状，当出现以下情况时，应引起警惕。

（1）出现明显的"三多一少"症状时，即吃得多、喝得多、尿得多、体重减轻时，应考虑是否患有糖尿病。

（2）有反复发作的皮肤瘙痒，皮肤感染易破溃，特别是下肢溃疡、经久不愈时，或下肢疼痛感觉异常，而又找不到原因时，应考虑是否患有糖尿病。

（3）视力减退，会阴部瘙痒，有反应性低血糖。

（4）有糖尿病家族史，且体重超标者，应进行血糖检测，及时发现糖尿病的征象。

有上述症状的青年人，应注意自身保健，及时到医院检查，警惕糖尿病的发生，做到早期预防，早发现，早诊断，早治疗。

三、 青年期糖尿病的未病先防

1. 进行健康教育 普及糖尿病知识，提高全民健康意识。定期体检，监测血糖情况。

2. 培养良好的饮食习惯 一般吃饭七八分饱即可。食物结构要合理，均衡饮食，荤素搭配，少油少盐，尽量少吃甜食和煎炸食品，多吃新鲜蔬菜和水果，适当多吃玉米、小米、燕麦片、全麦粉等粗粮。不要过多食用高糖、高热食物如洋快餐、油炸食物、含有咖啡因的碳酸饮料等。

3. 运动疗法 积极进行健身锻炼，保持理想体重。经常性、有规律的运动可让身体组织细胞对胰岛素的敏感性增加，增多体内糖的利用，从而改善血糖和血脂含量，避免糖尿病的发生。

4. 心理指导 放松心情，积极乐观地对待工作和生活中的压力，保持情绪稳定。

四、 青年期糖尿病的既病防变

1. 西医药物治疗 常用的口服降糖药主要有促胰岛素分泌剂、双胍类、格列酮类等；胰岛素治疗适用于 1 型糖尿病和 2 型糖尿病的晚期病人。药物治疗应在医生指导下进行。

2. 中医药治疗　中医学认为糖尿病多因禀赋异常、过食肥甘、多坐少动，以及精神因素而成。临床有许多效果显著的经验方，如《仁斋直指方》玉泉丸加味，由葛根、天花粉、生地黄、五味子、人参、黄芪、麦冬、豨莶草、乌梅、甘草组成，具有生津止渴、益气和中之效，可煎服或制成浓缩丸或散剂服用。

另有一些验方单方可供参考：①取玉米须适量，新鲜或干品均可，配枸杞子 10 克，以开水冲泡后代茶饮。适用于消渴口干多饮者。②土牛膝、葛根适量，做成药饼或糊丸服。主治糖尿病足或下肢血管病变。③苦瓜炒后吃，多少不限；或鲜苦瓜干燥打粉，开水调服，每次 10 克，每天服 2 次，宜长期服。④小檗碱 0.3～0.6 克，每天服 3 次，可助降血糖，改善胰岛素抵抗，但应注意久服可能致大便干燥。

第十九节

甲亢——重视非典型症状

甲亢是甲状腺功能亢进的简称，是由多种原因引起的甲状腺激素分泌过多所致的一种常见内分泌疾病。主要临床表现为多食、消瘦、畏热、多汗、心悸、激动等高代谢症候群，神经和血管兴奋性增强，以及不同程度的甲状腺肿大和眼突、手颤、颈部血管杂音等，严重的可出现甲亢危象、昏迷，甚至危及生命。

甲亢疾病的诱发与自身免疫、遗传和环境等因素有密切关系，其中自身免疫因素最为重要。遗憾的是，甲状腺自身免疫的发生、发展过程迄今尚不清楚。环境因素主要包括各种诱发甲亢发病的因素，如创伤、精神刺激、感染等，虽然甲亢的诱发主要与自身免疫、遗传因素有关，但发不发病却和环境因素有密切关系。

一、 甲亢的常见发病原因

1. 感染　如感冒、扁桃腺炎、肺炎等。
2. 外伤　如车祸、创伤等。
3. 精神刺激　如精神紧张、过度忧虑等。
4. 过度疲劳　如过度劳累等。
5. 怀孕　怀孕早期可能诱发或加重甲亢。
6. 碘摄入过多　如大量吃海带等海产品。

二、 甲亢的临床表现

1. 神经系统症状　病人易激动、精神过敏、舌和两手平举向前伸出时有细震颤、多言多动、失眠紧张、思想不集中、焦虑烦躁、多猜疑等，有时候出现幻觉，甚至狂躁症，但也有寡言、抑郁者，病人腱反射活跃，反射时间缩短。

2. 高代谢综合征　病人怕热多汗，常有低热，危象时可有高热，多有心悸、脉速，食量明显增加，但体重下降，疲乏无力。

3. 甲状腺肿　颈部多呈弥漫性对称性肿大，少数不对称，或肿大明显。同时甲状腺血流增多，可在上下叶外侧闻及血管杂音和扪及震颤，尤以腺体上部明显。此体征具有特征性，在诊断上有重要意义。

4. 眼征　分浸润性突眼和非浸润性突眼，后者称良性突眼，病人眼球突出，眼睛凝视或呈现惊恐眼神；前者称恶性突眼，可以由良性突眼转变而成，恶性突眼病人常有怕光，流泪，复视，视力减退，眼部肿痛、刺痛、有异物感等，由于眼球高度突出，使眼睛不能闭合，结膜、角膜外露而引起充血、水肿、角膜溃烂等，甚至失明。也有的甲亢病人没有眼部症状或症状不明显。

5. 心血管系统症状　心悸、气促，稍活动即明显加剧。常有心动过速（多为窦性心动过速）、心律失常、心脏肥大、扩大和充血性心力衰竭等。

6. 消化系统症状　食欲亢进，体重却明显下降，两者伴随常提示本病或糖尿病的可能。

三、 甲亢的未病先防

（1）避免精神诱因，日常生活要有规律，做到饮食有节，起居有常，不妄劳作，恬淡虚无，劳逸结合。

（2）避免滥用甲状腺制剂或含碘药物，防止医源性甲亢的发生。

（3）适当进行体育锻炼，增强体质，防止外伤感染。

四、 甲亢的既病防变

如果确诊自己患上了甲亢，一定要请内分泌科医生制订专业的治疗方案，目前常用的疗法有以下几种。

1. 内科药物治疗　包括抗甲状腺药物治疗、辅助治疗和加强营养的生活治疗等。抗甲状腺药物以硫脲类化合物为主，此方法是内科治疗中的主要方法。辅助治疗主要是采用普萘洛尔、利血平等对症治疗。生活治疗应适当休息，饮食给予足够的营养和热量，包括糖、蛋白质、脂肪及 B 族维生素等，并注意避免精神刺激和过度疲劳。

2. 外科手术治疗　适应证：①中、重度甲亢，长期服药无效，停药复发，或不能、不愿长期服药者；②甲状腺巨大或有压迫症状者；③胸骨后甲状腺肿伴甲亢；④结节性甲状腺肿伴甲亢。

3. 同位素治疗　用放射性碘破坏甲状腺组织而达到治疗目的，有"内科甲状腺手术"之称。利用甲状腺有浓集碘的能力和碘－131 能放出 β 射线的生物学效应，使甲状腺滤泡上皮细胞破坏、萎缩，分泌减少，达到治疗目的。治疗后甲状腺的体积会逐渐缩小，但有的病人会因甲状腺破坏过多而导致甲状腺功能减退。

4. 中医药治疗　中医学认为本病多因肝郁伏火，或情志内伤，肝气郁结而引发。其发病机制与经、孕、产、乳等生理功能失调及体质因素有一定关系，体内阴阳乖戾，气滞痰凝，迁延日久，由气、痰、瘀三者合而胶结为患。本病初起多实，病久则由实转虚或虚实夹杂。治疗上多以疏肝解郁、理气化痰、活血祛瘀为主，同时注重滋阴养血和补益元气，调整机体的脏腑功能，尤其是恢复机体的免疫功能，只有这样才能巩固疗效，标本兼治。

第二十节

肥胖——"小胖子"的烦恼

肥胖是指身体脂肪过度累积，体重过重。计算肥胖的标准一般以体重来衡量。标准体重（千克）=［身高（厘米）-100］×0.9。一般来说体重超过标准的 10% 为超重，超 20% 为中度肥胖，超 50% 为重度肥胖。青年期肥胖是指青年人身体里脂肪过多蓄积，造成体重超过标准的现象。近年来，随着不健康生活方式的增多，肥胖成为青年人中较普遍的现象。据不完全统计，我国中、小学生中的肥胖症发病率为 5%～10%，有的经济发达地区超过 10%。

一、 青年期肥胖症的常见病因

1. 遗传因素　遗传对肥胖的影响是肯定的，父母双方都较肥胖，其子女发生肥胖的可能性达80%以上。

2. 营养、内分泌失调　青年人生长发育快，人体新陈代谢旺盛，内分泌激素分泌增多，这个时期人体需要的营养素也增多，但是如果进食过多，尤其是一些高能量的食物（如肉类、油炸食品等），造成营养、内分泌失调，再加上活动量少，过剩的能量就会转变成脂肪堆积起来，造成肥胖。

3. 体力活动不足　近些年，随着生活方式的转变和交通工具的日益完善，人们的体力活动越来越少，甚至出现了许多"宅男""宅女"。长期不活动，会使脂肪堆积，形成局部肥胖。

青年期肥胖，不仅体态臃肿，行动不便，影响活动，而且也影响学习和生活。在生活中，往往越胖越不愿活动，越不动就越胖，形成恶性循环。甚至导致平时精神不振、容易打瞌睡、思维迟钝等，心理上容易产生自卑感，出现心理压力。据调查，青年时期肥胖持续时间越长，青年期后年龄段体重过重的可能性越大。所以控制肥胖要从青年时期做起。

二、 青年期肥胖症的未病先防

1. 进行科普知识教育　对青年人进行健康知识教育，使之懂得肥胖产生的原因及其对身体的危害，掌握肥胖防治方法，千万不要用"饥饿疗法"减肥，以免影响青年期正常生长发育。

2. 要适当控制饮食　改善饮食习惯是减肥的一个重要手段，既要保证提供充足的营养，以利于青年期的生长发育需要，又要限制和减少对高脂肪、高糖类及高热量食物的摄取。改善饮食习惯主要从减少晚餐进食量和减慢吃饭速度着手。例如，晚餐尽量少吃高脂肪食品，以七成饱为佳；进餐时间宜从10分钟延长到20~30分钟。

3. 要增强运动 每天不仅要增加运动量，而且要延长运动时间。因运动初期是消耗体内的糖类，只有较长时间的运动才能消耗体内储存的脂肪。每天运动时间一般不少于 30 分钟，而且要选用消耗性较大的运动，如长跑、跳绳、打篮球、踢足球、游泳、爬山等活动，要持之以恒。另外，要合理安排作息，不要贪睡。

4. 积极治疗营养与内分泌的失调 青年期肥胖一般都是单纯性肥胖，针对营养、内分泌失调，最主要的是要做到合理营养，其关键在于适度，主要通过平衡膳食来实现。多吃芹菜、韭菜等粗纤维食物及番茄、黄瓜、南瓜、紫菜等含糖量较低的蔬菜，以及含糖分少的水果，如柿子、沙果、梨、橘子等，这样既能增加营养的摄入，又有利于减肥。

三、 青年期肥胖症的既病防变

中医学有"肥人多痰、多气虚"之说，认为肥胖病人多气虚和痰湿内蕴。一般肥胖病人多食欲亢进或食肥腻甘甜之食过多，从而导致脾失健运，肺失肃降，痰湿内蕴。因此中医食疗以健脾益气、化痰除湿为主。可以经常按摩一些穴位，如三阴交、足三里、天枢、丰隆、关元、中脘等，再配上肺俞和大肠俞。常用的耳穴有饥点、交感、胃肠等，用王不留行贴压在这些耳穴上并按摩。按摩这些穴位可以抑制下丘脑摄食中枢神经兴奋，加强体内代谢，即使你没有进行体力活动，机体能量代谢也会明显加快，可以促进胃肠蠕动，有利于减肥。中医临床常见治法方药如下。

1. 肝脾失调型 症见胸胁胀满，烦躁易怒，常叹气，嗳气吞酸，口咽干苦，便溏，舌苔薄、白、腻，脉弦。治则：健脾化湿、疏肝解郁。方药：逍遥散加味（柴胡、白芍、当归、薄荷、茯苓、甘草、香附、法半夏、苍术等）。

2. 脾虚湿蕴型 症见肥胖水肿，神疲乏力，肢体困重，懒动喜卧，腹胀腹满，尿少便溏，舌质淡、苔白腻，脉滑细或者弦细。治则：健脾益气、和中化湿。方药：参苓白术散合二陈汤加减（党参、茯苓、白术、薏苡仁、砂仁、山药、桔梗、白扁豆、陈皮、法半夏、冬瓜皮、甘草等）。

3. 胃热湿阻型 症见形体壮实，头晕头胀，肢体困重，消谷善饥，腹胀腹满，大便燥结，口干多饮，舌质红、苔薄白或黄，脉弦数或弦滑。治则：和胃化湿、清泻胃热。方药：连朴饮合玉女煎加减（黄连、制厚朴、法半夏、栀子、芦根、生石膏、石菖蒲、知母、竹叶等）。

第二十一节

脑卒中
——放松减压，防治脑血管意外

脑卒中是脑中风的学名，是一种突然起病的脑血液循环障碍性疾病，又叫脑血管意外。本病指脑血管疾病的病人，因各种诱发因素引起脑内动脉狭窄、闭塞或破裂，而造成急性脑血液循环障碍，临床上表现为一过性或永久性脑功能障碍的症状和体征。临床表现以猝然昏仆、不省人事或突然发生口眼㖞斜、半身不遂、舌强言謇、智力障碍为主要特征。脑卒中包括缺血性脑卒中（短暂性脑缺血发作、动脉粥样硬化性血栓性脑梗死、腔隙性脑梗死、脑栓塞）、出血性脑卒中（脑出血、蛛网膜下腔出血）、高血压脑病和血管性痴呆四大类。

脑卒中是严重危害人类健康和生命安全的常见的难治性疾病，存在着明显三高（发病率高、致残率高、死亡率高）现象。脑卒中给人类健康和生命造成极大威胁，给病人带来极大痛苦，造成家庭及社会负担沉重。随着现代生活节奏的不断加快、不良生活方式的增多（熬夜、酗酒、疲劳过度等），年轻人也在不断地受到本病的威胁。据统计，全国每年有 200 万 ~250 万新发脑卒中病人，青年脑卒中占所有脑卒中的 9.77%，而且脑卒中还有继续年轻化的趋势。因此，充分认识脑卒中的严重性，提高脑卒中的治疗与预防水平，降低脑卒中的发病率、致残率和死亡率是当务之急。

一、 脑卒中的常见病因

1. 高血压病　无论是出血性中风还是缺血性中风，高血压是最主要的独立危险因素。通过降压药、低盐饮食等应将血压逐渐降至 140/90 毫米汞柱以下。

2. 糖尿病　近些年研究表明 2 型糖尿病的病理基础——"胰岛素抵抗"亦为脑卒中病人的发病原因，糖尿病病人发生脑卒中的可能性较一般人群成倍增加。

3. 心脏疾病　如风湿性心脏病、冠心病。尤其是心房颤动可引起栓子脱落造成脑栓塞。

4. 血脂代谢紊乱　极低密度脂蛋白、低密度脂蛋白是引起动脉粥样硬化的最主要脂蛋白，高密度脂蛋白是抗动脉硬化脂蛋白。高脂高热量饮食往往造成血脂代谢紊乱。

5. 短暂性脑缺血发作（TIA）　TIA 本身是缺血性脑卒中分类的一个类型，也可以是脑梗死的先兆或前驱症状，应及时治疗。

6. 吸烟与酗酒　吸烟可引起血管壁损伤，动脉硬化，最终引起脑卒中。大量酗酒易造成血液的损伤，少量饮酒有利于血液的循环。

7. 血液流变学紊乱　特别是全血黏度增加时脑血流量下降，其中血细胞比容增高和纤维蛋白原水平增高是缺血性脑卒中的主要危险因素。

8. 肥胖　肥胖与超重均为缺血性脑卒中的危险因素，与出血性脑卒中无关。

研究发现，50 岁以上的脑卒中病人病因以高血压为主，其次是吸烟、饮酒。而 50 岁以下的病人，特别是年轻人多以吸烟、酗酒或由于生活节奏加快、竞争激烈带来的精神紧张、抑郁及不良生活方式为主。这些年轻病人发病时有意识障碍的占 75% 以上，而且出血部位靠近脑干、小脑和丘脑区的情况约是 50 岁以上年龄组的 2 倍。比起老年病人，他们起病急、病情重，病死率高。因此，应该从年轻时就重视脑卒中防治，提倡健康科学的生活方式，防止脑卒中发病。

二、 脑卒中的未病先防

很多人认为中风是老年人才得的病，其实不然，现在中青年人患中风的越来越多了。因此，预防要从青年做起。年轻人不能只顾着努力工作，应该适时放松减压，给自己多一点的空间，日常生活中少喝酒、吸烟，这样才会有一个健康的身体。

1. 合理膳食　青年人膳食要均衡，要注重搭配，红、黄、绿、白、黑通吃最好。红指红葡萄酒，每天饮 50～100 毫克，黄指胡萝卜、红薯等黄色蔬菜，绿指绿叶蔬菜，白指燕麦片，黑指黑木耳、蘑菇等，这些食物有助于软化血管，降低血脂及血黏度。切忌暴饮暴食。

2. 适当运动　青年人特别是白领一族工作繁忙，生活节奏快，喝酒、熬夜、不注意锻炼身体。青年人一定要留出一点时间锻炼身体，以有氧运动为好，如慢跑、骑车、游泳、登山等，均为极好的运动项目；也可在办公室忙里偷闲，做操、跳绳。运动要适度，循序渐进，贵在坚持。

3. 戒烟戒酒戒焦躁，适当放松　青年人要戒烟戒酒，以茶代酒，绿茶最好，这样既可以补充身体所需的水分，防止高黏血症，又可以发挥绿茶抗自由基作用，防止动脉硬化。情绪激动容易导致血压上升，心跳加快，从而引发血管损伤，血黏度增高。青年人血气方刚，更要注意情绪稳定，淡泊宁静，工作紧张时，要注意有张有弛，适当放松。

4. 不可小视的打呼噜　打呼噜不是睡得香的表现，是呼吸的气流受阻的表现，肥胖者多发。它可引起体内缺氧，从而导致血黏度增高，严重者引起睡眠呼吸暂停，诱发脑卒中的发生。青年人可通过减轻体重、戒烟酒、采用侧卧位、避免过劳来预防。严重者要去医院进行治疗。

5. 补充 B 族维生素　研究表明，高同型半胱氨酸血症，是引起青年人脑卒中的一个独立危险因素。高同型半胱氨酸血症可以加速动脉硬化的进程，增加脑卒中的危险，补充叶酸和维生素 B_{12}、维生素 B_6，可以有效降低胱氨酸的水平，从而预防血栓形成。谷类及新鲜水果、蔬菜中叶酸和维生素 B_{12} 等含量丰富，可多吃。

三、 脑卒中的既病防变

1. 及早发现及治疗基础病　高血压易对脑、肾造成危害，是脑卒中的第一杀手。青年人要注意定期监测血压，发现血压高时，要低盐低脂饮食，并进行药物治疗，将血压控制于理想水平。心脏疾患要早治，许多心源性疾患，如先天性心脏病、风湿性心脏病、心房颤动是引发青年人缺血性脑卒中一个主要原因。一旦发现患有上述疾病，一定要及早根治，以防祸及大脑。

2. 采取应急措施，维持生命体征，防止病情加重

（1）保持镇静，给病人以精神安慰。解开病人领口纽扣、领带、裤带、胸罩，如有义齿也应取出。使病人仰卧，头肩部稍垫高，头偏向一侧，防止痰液或呕吐物回流吸入气管造成窒息。如果病人口鼻中有呕吐物阻塞，应设法抠出，保持呼吸道通畅。

（2）及时正确就医，打电话给"120"急救中心或者医院神经专科，寻求帮助，必要时不要放下电话，询问并听从医生指导进行处理。自行搬运病人时，正确的方法如下：2 ~ 3 人同时用力，一人托住病人的头部和肩部，使头部不要受到震动或过分扭曲；另一人托住病人的背部和臀部；如果还有一人，则要托起病人腰或腿，三人一起用力，平抬病人移至硬木板床或担架上。不搬运时把病人扶直坐起，切勿抱、拖、背、扛病人。

（3）有条件者可吸氧。可以做一些简单的检查，如用手电筒观察病人双侧瞳孔是否等大等圆；如有可能应测量血压，如收缩压超过 150 毫米

汞柱，可以给病人舌下含服硝苯地平（心痛定）1 片（10 毫克）。

（4）在没有医生明确诊断之前，切勿擅自做主给病人用止血剂、安宫牛黄丸或其他药物。

3. 中医辨证论治　脑卒中属中医"中风"范畴，其病因病机不外乎"风、火、痰、虚、毒"几大主因，诊断标准亦趋于统一。国家中医药管理局脑病急症协作组制定的中风病的诊断标准将其证型分为风痰火亢、风火上扰、痰热腑实、风痰瘀阻、痰湿蒙神、气虚血瘀、阴虚风动七种。中医临床根据其病机特点，多分期、分段进行辨证论治，常采用通腑泻火、活血化瘀、息风化痰等辨证治法，灵活加减，做到辨病、辨证相结合。另外，清热解毒法、祛风散邪法、醒脑开窍法等亦广泛应用于临床，有利于病症的治疗。三七舒通胶囊、脑安片、通塞脉片、血栓心脉宁、华佗再造丸等可在辨证基础上选择使用。

四、 脑卒中的愈后防复

（1）开展抗栓治疗，防止血管内血栓形成，是预防脑卒中复发的基础。阿司匹林和氯吡格雷等抗血小板药是脑卒中二级预防的基础性用药。一般选用阿司匹林，小剂量应用，每次 75 毫克，每天 1 次，于清晨顿服。

（2）控制与治疗危险因素，是预防脑卒中复发的关键。病人一定要戒烟限酒，减少食盐摄入，控制脂肪摄入，防止暴饮暴食，并进行适宜的锻炼，如步行、慢跑、骑车、做健身操、打太极拳等。

（3）病人要注意定期监测血压、血糖、血脂和血尿酸，并根据检测结果采取相应治疗措施。应在医生指导下合理用药，提高依从性，争取良好预后。

第二十二节

心血管意外
——小"心"谨慎，防患于未然

近年来，随着人们生活方式的改变，心血管意外发病率越来越高，二十几岁的年轻人也开始出现心肌梗死。造成目前心血管疾病发病率和死亡率不断上升的重要原因是"重治疗、轻预防"现象的存在。如何有效预防和控制心血管疾病，已成为当前我国迫切需要解决的医学和社会问题。心血管疾病致残和致死的后果大多出现在中老年时期，而起病原因却从青年时期开始。因此，预防不能仅着眼于中老年人群，还要从青年抓起，从源头治理。

一、 引起心血管意外的常见疾病

1. 冠心病、心肌梗死　冠状动脉性心脏病（CHD）简称冠心病，是一种最常见的心脏病，是指因冠状动脉狭窄、供血不足而引起的心肌功能障碍和（或）器质性病变，故又称缺血性心肌病（IHD）。冠心病是多种冠状动脉病的结果，但冠状动脉粥样硬化性心脏病占冠状动脉性心脏病的绝大多数（95%～99%）。因此，习惯上把冠状动脉性心脏病视为冠状动脉粥样硬化性心脏病同义词。冠心病症状多表现为胸腔心脏部位发生压榨性疼痛，并可迁延至颈、颌、手臂、后背及胃部，其他症状有眩晕、气促、出汗、寒战、恶心及昏厥。严重病人可能因为心力衰竭而死亡。

心肌梗死是指在冠状动脉粥样硬化病变的基础上，并发粥样斑块破裂、出血、血管内血栓形成，动脉内膜下出血或动脉持续性痉挛，使管腔迅速发生持久而完全的闭塞，冠状动脉间侧支循环未充分建立，即可导致该动脉所供应的心肌严重持久缺血，1 小时以上即可致心肌坏死。在粥样硬化的冠状动脉管腔狭窄的情况下，出现心排血量骤降（出血、休克或严重的心律失常）或左心室负荷剧增（重度体力活动、情绪过分激动、血压剧升或用力大便），也可使心肌严重持久缺血，引起心肌坏死。饱餐（特别是进食多量脂肪）后血脂增高、血液黏稠度增高，引起局部血流缓慢，血小板易于聚集而致血栓形成；睡眠时迷走神经张力增高，使冠状动脉痉挛，都可加重心肌缺血而致坏死。心肌梗死既可发生于频发心绞痛的病人，也可发生在原来并无症状者中。

2. 心肌炎、肥厚性心肌病　心肌炎引起的心血管意外一般多发生在青少年，是大、中、小学校学生心血管意外死亡的主要原因。由于心肌炎往往由病毒感染引起，很多病人在意外发生前 1~2 周有"感冒"的症状及其他病毒感染性疾病。有些虽无病毒感染性疾病，但已经患有慢性心肌炎，在大负荷量、高强度运动中易发生意外。

肥厚性心肌病也是发生心血管意外的主要原因，病人也多为年轻人。这些病人心脏明显增大、心室壁肥厚，在微细结构上病理改变明显，心功能较正常人明显差。发病前一般没有病毒感染的病史。心瓣膜病和心脏传导系统结构异常也可引起心血管意外。

3. 先天性心血管异常　马方综合征是一种染色体显性遗传性疾病，主要病变在全身结缔组织，引起骨骼、心血管和眼部病变，表现为身材瘦长、眼晶状体突出而高度近视、主动脉因结缔组织缺乏而薄弱。主动脉可因运动引起血压增高、血流加快而形成主动脉夹层动脉瘤，动脉瘤可因运动而破裂，引起猝死。

其他的一些常见先天性心脏病，如室间隔缺损、房间隔缺损、冠心动脉先天畸形等，都是引起心血管意外的常见疾病。

二、 心血管意外的发生机制

心血管意外的发生可能是由一方面原因造成，也可能是几方面原因共同作用的结果。

1. 心肌急性供血不足 当冠状血管存在病变、心率过快、舒张期缩短、冠状动脉痉挛或其他原因限制血流增加，就可引起心肌缺氧、出血或坏死，表现为急性心肌梗死征象。运动时由于血液重新分配使肌肉和皮肤血管大量扩张，而内脏血流下降，冠状血管可发生一过性供血不足。心肌肥厚达一定程度后，运动时血液供应会发生障碍，也可引起心肌相对性局部缺血。

2. 冠状动脉性栓塞或阻塞 剧烈运动时，可由于血管内膜出血、间质出血或粥样硬化物破裂堵塞冠状动脉，引起心肌缺血、坏死和严重心律失常，导致病人猝死。其中，青年人单纯阻塞性损害较多见，而梗死少见。

3. 体液及神经因素 剧烈运动时肾上腺髓质分泌的儿茶酚胺明显增多，对心肌起毒性作用。又因剧烈运动时自主神经系统平衡失调及心肌电解质如钾、钠离子的变化，可引起心肌代谢性坏死，同时，这些因素的变化极易引发严重心律失常。

4. 心脏传导系统紊乱 在运动时发生猝死者，一部分无冠状动脉病变和心肌病变，其猝死的原因是突然发生的严重心律失常。常见的窦性心动过缓、Q-T 间期延长等也会激发心律失常的发生。除已证实的血管先天畸形、动脉瘤外，心脏传导系统的病变或急性紊乱的可能性较大。

三、 心血管意外的未病先防

心血管疾病是生活方式疾病，是由不健康的生活方式（不合理饮食、热量过剩、缺乏运动和吸烟）所产生的多重危险因素（高血压、高血脂、糖尿病、肥胖）导致的，其发病规律是经历十多年或数十年的无症状隐襲起病与发展，而以突发致残或致死的后果结束病程。防治心血管疾病最重要的措施是普及健康知识，提高人们对心血管疾病的知晓率和自我保健意识，对心血管疾病做到早预防、早诊断、早治疗。改变不健康生活方式是关键。

1. 起居有常、身心愉快　早睡早起，避免熬夜工作，睡前不看紧张、恐怖的影视书刊，放松心情，忌暴怒、惊恐、过虑及过喜。

2. 戒烟少酒、控制饮食　吸烟是造成心肌梗死、脑卒中的重要因素，应绝对戒烟。少量饮黄酒、葡萄酒等低度酒可促进血脉流通、气血调和，但不能喝烈性酒。平日饮食应清淡，易消化，少食脂肪、糖类，多吃蔬菜和水果，少食多餐，晚餐量宜少，避免喝浓茶、咖啡。

3. 经常锻炼、劳逸结合　运动应根据个人自身的身体条件、兴趣爱好选择，如打太极拳、乒乓球，做健身操等。要量力而行，使全身气血流通，减轻心脏负担。避免过重体力劳动或突然用力，饱餐后不宜运动。

四、 心血管意外的既病防变

（一） 心绞痛、 急性心肌梗死发作期的急救

凡是疑有心绞痛、急性心肌梗死者，应就地休息，争分夺秒抢救，切忌让病人行走或搬动病人，立即取平卧或半卧位，让病人绝对休息，及时与"120"急救中心和附近医院联系。就地抢救时应做到下列几项。

（1）镇静、止痛、稳定病人情绪，保证病人安静休息。

（2）吸氧，有条件者可高流量、持续吸氧。

（3）含硝酸甘油，如有条件，可静脉给硝酸甘油。

（4）抗休克或预防休克，静脉滴入低分子右旋糖酐或 706 代血浆。

（5）充分利用条件进行心电监护，发现心律失常应及时处理。心动过缓者，可皮下注射阿托品 1 毫克；有室性早搏者，可给利多卡因。

经过上述处理后，病人心绞痛得到控制，心率、心律及血压基本稳定，可由专人陪送，乘急救车送往医院，在运送过程中尽量避免过多搬动

病人。

（二）　心血管疾病稳定期的中药治疗

对处于心血管疾病稳定期的病人，可以采用中药辨证治疗。

1. 寒凝心脉型

症状：猝然心痛如绞，或心痛彻背、背痛彻心，或感寒痛甚，心悸气短，形寒肢冷，冷汗自出，苔薄白，脉沉紧或促。多因气候骤冷或感寒而发病或加重。

治法：温经散寒，活血通痹。

方药：当归四逆汤加吴茱萸、生姜汤，以当归、桂枝、赤芍、木通各9克，生姜15克，细辛、吴茱萸、炙甘草各6克，水煎服。

2. 气滞心胸型

症状：心胸满闷不适，隐痛阵发，痛无定处，时欲太息，遇情志不遂时容易诱发或加重，或兼有脘腹胀闷，得嗳气或矢气则舒，苔薄或薄腻，脉细弦。

治法：疏调气机，和血舒脉。

方药：柴胡疏肝散，以柴胡、枳壳、赤芍、炙甘草、香附、川芎、陈皮各9克，水煎服。

3. 痰浊闭阻型

症状：胸闷重而心痛轻，形体肥胖，痰多气短，遇阴雨天易发作或加重，伴有倦怠乏力，纳呆便溏，口黏，恶心，咯吐痰涎，苔白腻或白滑，脉滑。

治法：通阳泄浊，豁痰开结。

方药：瓜蒌薤白半夏汤加味，以瓜蒌18克，薤白、清半夏、桂枝、枳实、陈皮各9克，水煎服。

4. 瘀血痹阻型

症状：心胸疼痛剧烈，如刺如绞，痛有定处，甚则心痛彻背、背痛彻心，或痛引肩背，伴有胸闷，日久不愈，可因暴怒而加重，舌质暗红或紫暗、有瘀斑，舌下有瘀筋，苔薄，脉涩或结、代、促。

治法：活血化瘀，通脉止痛。

方药：血府逐瘀汤，以桃仁、红花、川芎、赤芍、当归、生地黄、牛膝、柴胡、桔梗、枳壳、甘草各适量，水煎服。

5. 心气不足型

症状：心胸阵阵隐痛，胸闷气短，动则益甚，心中动悸，倦怠乏力，神疲懒言，面色萎白，或易出汗，舌质淡红、舌体胖且边有齿痕、苔薄白，脉细缓或结代。

治法：补养心气，鼓动心脉。

方药：保元汤，以人参、黄芪、炙甘草、肉桂各适量，水煎服。

6. 心阴亏损型

症状：心胸疼痛时作，或灼痛，或隐痛，心悸怔忡，五心烦热，口燥咽干，潮热盗汗，舌红少泽，苔薄或剥，脉细数或结代。

治法：滋阴清热，养心安神。

方药：天王补心丹，以生地黄、玄参、天冬、麦冬、丹参、当归、人参、茯苓、柏子仁，酸枣仁、五味子、远志、朱砂、桔梗各适量，水煎服。

7. 心阳不振型

症状：胸闷或心痛较著，气短，心悸怔忡，自汗，动则更甚，神倦怯寒，面色萎白，四肢欠温或肿胀，舌质淡胖，苔白腻，脉沉细迟。

治法：补益阳气，温振心阳。

方药：参附汤合桂枝甘草汤，以人参10～30克、附子10克、桂枝15克、炙甘草10克，水煎服。

五、 心血管意外的愈后防复

1. 控制血压　心血管疾病预防最重要的是血压达标，高血压病人的血压应控制在140/90毫米汞柱以下。

2. 规范降脂治疗　血胆固醇增高是冠心病最重要的独立危险因素之一，干预血脂异常是预防的重中之重。降低血脂可降低患心血管疾病的风险。

3. 严格控制血糖　糖尿病是心血管疾病的高危症，饭后血糖异常的糖尿病病人，发生血管病变的概率偏高，严格控制血糖，可以降低脑卒中、心肌梗死的风险。

4. 中医食疗保健　平时多吃丹参、山楂、玉米等食品，可改善微循环，加快微循环血液流速，并有扩张冠状动脉、增加冠状流量、改善心肌收缩力及调整心率等作用，部分还有清除血液内胆固醇、活血散瘀等作用。

第二十三节

风湿性关节炎——大关节的红肿疼痛

风湿性关节炎是一种常见的急性或慢性结缔组织炎症，可反复发作并累及心脏。本病是由 A 族乙型溶血性链球菌感染所致的全身变态反应性疾病，病初起时常有丹毒等感染病史。临床以关节和肌肉游走性酸楚、重着、疼痛为特征，属变态反应性疾病，是风湿热的主要表现之一，多以急性发热及关节疼痛起病，且多见于青年人。

一、　风湿性关节炎的临床症状

风湿性关节炎的典型表现是轻度或中度发热，游走性多关节炎，受累关节多为膝、踝、肩、肘、腕等大关节，常见由一个关节转移至另一个关节，病变局部呈现红肿、灼热、剧痛，部分病人也有几个关节同时发病，不典型的病人仅有关节疼痛而无其他炎症表现，急性炎症一般于 2 ~ 4 周消退，不留后遗症，但常反复发作。若风湿活动影响心脏则可发生心肌炎，甚至会遗留心脏瓣膜病变。

二、 风湿性关节炎的未病先防

1. 加强锻炼，增强身体素质 经常参加体育锻炼，如做保健体操、练气功或打太极拳、散步等，对身体素质的提高大有好处。坚持体育锻炼的人，身体强壮，抗病能力强，抗御风寒湿邪侵袭的能力一般比没经过体育锻炼者强得多。

2. 避免风寒湿邪侵袭 要防止受寒、淋雨和受潮，关节处要注意保暖，不穿湿衣、湿鞋、湿袜等。夏季暑热，不要贪凉受露，暴饮冷饮；秋季气候干燥，但天气转凉，要防止受风寒侵袭；冬季寒风刺骨，注意保暖是最重要的。

3. 注意劳逸结合，保持正常的心理状态 饮食有节、起居有常、劳逸结合是强身保健的主要措施。有一些病人是由精神刺激如过度悲伤、心情压抑等诱发，患了本病之后，情绪的波动又往往使病情加重。因此，劳逸结合，适度休息，保持轻松积极的心理状态对维持机体的正常免疫功能是很重要的。

4. 预防和控制感染 有些风湿性关节炎是在患了扁桃体炎、咽喉炎、鼻窦炎、慢性胆囊炎、龋齿等感染性疾病之后发病的。这可能是由于人体对这些感染的病原体发生了免疫反应而引起本病。所以，预防感染和控制体内的感染病灶也很重要。

三、 风湿性关节炎的既病防变

（1）病人在发病初期有发热和明显的关节肿痛，应强调卧床休息，加强营养，补充足够的液体和多种维生素，保持精神愉快，保证充分的睡眠时间。

（2）药物治疗。①非甾体抗炎药：阿司匹林对风湿性关节炎疗效迅速，每次0.9~1.2克，每天3次，饭后服，疗程4~6周。为了减少药物对胃的刺激，可将药片咬碎后咽下。服药过程中要定期查凝血酶原时间及氨基转移酶，有出血倾向可加用维生素K，不能耐受阿司匹林者可选用萘普生，每次0.375克，每天2次。或选用其他非激素类抗炎药。②为了消除链球菌感染的影响，发病初期主张并用青霉素80万单位，肌内注射，每天2~3次，疗程10~14天。对青霉素过敏者，可改用红霉素或乙酰螺旋霉素。③肾上腺皮质激素：皮质激素不是治疗风湿性关节炎的必要药物。只有在关节炎伴有心肌炎的证据时，才考虑使用。

（3）中医治疗。风湿性关节炎属中医"痹证"，其中游走症状明显者称为行痹，关节寒冷疼痛感明显者称为痛痹，关节肌肉沉重酸困感明显者称为着痹。对本病的治疗应遵循中医辨证论治的基本规律，采用虚者补之、实者泻之、寒者热之、热者寒之等治则。传统治法多为益气养血、祛风除湿、搜风通络、化痰祛瘀等。要特别注意调气行血，在应用祛风湿药的同时配伍当归、川芎、芍药等，以体现"治风先治血，血行风自灭"。针刺、艾灸和拔罐对本病有很好的疗效，有助于散风寒、通经络、祛邪宣痹，尤其是艾灸，对于寒气偏胜的痛痹疗效颇佳。

（4）药膳配合治疗。风湿性关节炎病人在配制药膳时，要根据"证"的阴阳、虚实、寒热，分别给予不同的药膳配方。一般而言，风（行）痹者宜用葱、姜等辛温发散之品；寒（痛）痹者宜用胡椒、干姜等湿热之品，而要忌食生冷；湿（着）痹者宜用茯苓、薏苡仁等健脾祛湿之品；热痹者一般有湿热之邪交织的病机，药膳宜采用黄豆芽、绿豆芽、丝瓜、冬瓜等食物，不宜吃羊肉及辛辣刺激性食物。

第二十四节

强直性脊柱炎——防止脊柱弯曲畸形

强直性脊柱炎属于风湿病范畴，目前该病原因尚不明确，大多认为与遗传、感染、免疫、环境等因素有关。它是以脊柱为主要病变的慢性疾病，病变主要累及骶髂关节和脊柱附着点，引起脊柱强直和纤维化，造成弯腰、行走活动受限，并可有不同程度的眼、肺、肌肉、骨骼的病变，也有自身免疫功能的紊乱，所以又属自身免疫性疾病。

强直性脊柱炎常见于 16～30 岁的青年人，男性多见，40 岁以后首次发病者少见，约占 3.3%。本病起病隐匿，进展缓慢，全身症状较轻。早期常有下背痛和晨起僵硬，活动后减轻，并伴有低热、乏力、食欲减退、消瘦等症状。开始时疼痛为间歇性，数月数年后发展为持续性，以后炎性疼痛消失，脊柱由下而上部分或全部强直，出现驼背畸形。女性病人周围关节受侵犯较常见，进展较缓慢，脊柱畸形较轻。

一、 强直性脊柱炎的常见病因

1. 遗传　遗传因素在本病发病中有重要作用。据流行病学调查，有家族遗传病史的病人发病率是正常人群的 4.8 倍。

2. 感染　近年来研究发现本病可能与感染相关。有研究报告，本病患病人群中肺炎克雷白菌检出率为 79%，同时溃疡性结肠炎发生率也较普通人群高出许多。

3. 自身免疫　有人发现 60% 强直性脊柱炎病人血清补体增高，大部分病例有免疫球蛋白 A（IgA）型类风湿因子，血清补体 C4 和 IgA 水平显著增高，血清中有循环免疫复合物（CIC），但抗原性质未确定。以上现象提示免疫机制参与本病的发病。

4. 其他　创伤、内分泌疾病、代谢障碍和变态反应等亦被疑为本病发病因素。

二、 强直性脊柱炎的初期症状

强直性脊柱炎一般起病比较隐匿，早期可无任何临床症状，有些病人在早期可表现出轻度的全身症状，如乏力、消瘦、长期或间断低热、厌食、轻度贫血等。对 16～25 岁青年，尤其是青年男性，如出现下述症状，则应特别警惕有无强直性脊柱炎的可能。

（1）腰痛、腰僵 3 个月以上，经休息不能缓解。

（2）单侧或双侧坐骨神经痛，无明显外伤史、扭伤史。

（3）反复发作的膝关节或踝关节肿痛，关节积液，无明显外伤史、感染史；反复发作的跟骨结节肿痛或足跟痛；反复发作的虹膜炎。

（4）无咳嗽等呼吸道症状，无外伤史的胸部疼痛及束带感，胸廓活动受限。

（5）脊柱疼痛、有僵硬感，甚至活动功能受限，无明显外伤史、扭伤史；或有突然发生的脊柱及四肢大关节疼痛、肿胀、活动功能障碍。

三、 强直性脊柱炎的未病先防

1. 日常习惯　日常生活中要保持正确姿势，如行走、坐位和站立时应挺胸收腹；睡觉时不用枕或用薄枕，最好睡硬木板床，取仰卧位或俯卧位，每天早晚各俯卧 30 分钟；参与力所能及的劳动和体育活动；工作时注意姿势，防止脊柱弯曲、畸形等。

2. 心理调节　保持乐观情绪，消除紧张、焦虑、抑郁和恐惧的心理；

戒烟酒；按时作息，积极参加体育锻炼。

四、 强直性脊柱炎的既病防变

由于强直性脊柱炎是较为常见的疾病，病程缠绵，且易造成残疾，故应争取早期诊断，早期治疗。

1. 药物治疗　目前治疗本病的药物可大致分为三类：①控制病情活动、影响病程进展的药物：如柳氮磺吡啶、氨甲蝶呤等，适用于本病的活动期和伴外周关节炎的强直性脊柱炎；②非甾体消炎药：适用于夜间严重疼痛及肢体僵硬病人，可在睡前服用；③镇痛药与肌肉松弛药：如镇痛新（喷他佐辛）、强痛定（布桂嗪）、肌舒平等，常用于长期应用非甾体消炎药无效者。

2. 康复锻炼　为了保持脊柱及关节的活动功能，病人应经常进行颈部、胸、腰椎各个方向的前屈、后仰、左右转动等活动；为了保持胸廓的活动度，病人应经常进行深呼吸和扩胸运动；为了保持髋关节、膝关节的活动度，防止髋、膝关节的挛缩畸形，应经常进行下蹲等活动。对强直性脊柱炎进行的姿态护理可以有效地预防脊柱僵直、筋腱挛缩、肌肉萎缩、关节功能丧失等症状的发生。

3. 中医药治疗

本病中医学多称为"腰痹""骨痹""肾痹"等。根据其病程及骶髂关节X线改变分为早期、中期及晚期，根据病人的病情轻重、发展趋势及实验室指标（红细胞沉降率、C反应蛋白、免疫球蛋白）分为活动期和缓解期。临床上主要有以下几种常见证型。

（1）肾督亏虚、寒湿痹阻证（多为早期阶段）：初起时多见游走性关节疼痛（以下肢关节常见），以后渐至腰骶、脊背疼痛，伴有腰背肢体酸楚重着，或晨起时腰背僵痛、活动不利，活动后痛减，阴雨天加剧。舌苔薄白或白腻，脉沉弦或濡缓。治以补肾益督、散寒通络。可选用狗脊、山萸肉、川续断、巴戟天、淫羊藿、杜仲、蜈蚣、青风藤、伸筋草、穿山龙等。

（2）肝肾阴虚、湿热痹阻证（多见于活动期）：症见腰背疼痛，晨起时强直不适、活动受限，患处肌肤触之发热，夜间腰背疼痛加重，翻身困难，或伴有低热，夜间肢体喜放被外，口苦口渴不欲饮，便秘尿赤，舌红、苔黄腻，脉滑数。治以补益肝肾、清热解毒、化湿通络。可选用知母、黄柏、怀牛膝、萆薢、木瓜、秦艽、土茯苓、忍冬藤、苦参、青风藤、穿山龙、半枝莲等。

（3）肝肾亏虚、痰瘀痹阻证（多见于缓解期）：症见腰骶及脊背部疼痛，颈项脊背强直畸形、俯仰转侧不利、活动受限，胸闷如束，伴有头晕耳鸣，低热形羸或畏寒肢冷，面色晦暗，唇舌紫暗、苔白腻或黄腻，脉细涩或细滑。治以滋补肝肾、化痰祛瘀通络。可选用狗脊、山萸肉、白芍、青风藤、白芥子、莪术、土贝母、蜈蚣、僵蚕等。

第二十五节

痔疮——有"痔"不在年高

痔疮是直肠部位静脉曲张、血管肿胀、形成一个或数个静脉团或痔核的一种慢性疾病。痔疮发生率很高，任何年龄都可发病，有"十人九痔"之说。近年来随着生活水平的提高，活动的减少，痔疮已经成为青年人的常见病、多发病。

痔疮分为内痔、外痔和混合痔。痔核位于肛门里面黏膜的称为内痔，位于肛门口内侧附近的称为外痔，位于肛门内侧和外侧各一部分的称混合痔。痔疮的症状是患处作痛、便血，严重时，痔块会凸出肛门外（脱垂），排便后才缩回。

一、 痔疮的常见病因

1. **经常性便秘**　长期便秘及长期用力排便均可引起痔疮，通常由于不健康的饮食习惯，缺乏水果和蔬菜中食物纤维所致。

2. **久坐或久站**　久坐或久站均会使肛门附近的血液循环受到阻碍或周围的组织变弱，引起血管肿胀及血管组织凸出。

3. **过度的食物刺激**　嗜食辛辣刺激食物，如食胡椒、辣椒、生葱、生蒜、大量饮酒，均可使直肠肛门黏膜受到刺激，局部充血，诱发痔疮。此外，嗜食肥甘厚味，饮食过细过精，食物中粗纤维含量少，致使大便少或困难，久之均可诱发痔疮。

4. **与感染有关**　痢疾、肠道感染、寄生虫、肛瘘及肛门周围炎等局部感染，使直肠底部静脉本身和周围组织纤维化，失去弹性，形成痔疮。

二、 痔疮的未病先防

（1）养成良好的排便习惯。排便与痔疮的发生有着密切的联系，要养成良好、定时的排便习惯，排便时应避免久蹲，不要吸烟或者阅读报纸、杂志，应尽量缩短排便时间。

（2）合理饮食。多食蔬菜、水果、牛奶、蜂蜜、香蕉等增强胃肠蠕动的食物，多饮水，保持大便通畅，少食辛辣刺激性食物，少饮酒。

（3）注意肛门卫生，防治便秘和腹泻。定期清洗肛门，尤其是腹泻时，一般用温水坐浴就行，勤换内裤；不要用不清洁或过于粗糙的硬物或废纸等揩拭肛门，以免擦伤引起感染。

（4）坚持体育活动。避免久坐、久站、久蹲，工作或学习一段时间后走动一会儿，减少盆腔充血。加强局部功能锻炼，如做"提肛运动"。

（5）重视原发病的治疗，如有高血压、动脉硬化、肝硬化、腹腔肿瘤等容易诱发痔疮的病人，要采取有效措施进行及时治疗，避免病上加病。

三、 痔疮的既病防变

1. 药物疗法

（1）口服中药：使用益气固脱、收敛止血、涩肠化痔的内服中药，以减少出血或使出血停止、痔核缩小，减少脱出，减轻或消除症状，并应注意辨证治疗：①津液不足型：症见便秘涩滞成块，3～5天行，排出量少，味臭，伴有头晕、乏力、心烦易怒、消化不良、舌红少津、脉细。治宜滋阴养血，增液润肠。方用增液承气汤合四物汤加减，以玄参、生地黄、麦冬、川芎、当归、白芍、生大黄（后下）、枳实、厚朴各适量，水煎服。②肝气郁结型：症见粪便无燥结，但排出困难，常有腹胀、肛门下坠，或排出不干净，伴有胸胁胀满、头晕沉闷、倦怠乏力、嗳气、苔多薄腻、脉弦细。治宜疏肝解郁，升清降浊。方用四逆散加味，以柴胡、枳实、白芍、炙甘草、杏仁、白蔻仁、莱菔子各适量，水煎服。③燥热内结型：症见大便干结，腹部胀痛，口舌生疮，面赤身热，小便短赤，烦躁口渴，苔黄燥，脉滑数。治宜清热泻火，破气通下。方用白虎承气汤加减，以生石膏、知母、粳米、炙甘草、生大黄（后下）、枳实、厚朴各适量，水煎服。

（2）外用药物：一是运用清热解毒，固脱涩肠的中药，煎汤外洗，如单味苦参煎汤。二是运用皮肤易吸收的中药或中西药合剂，做成药膏、药布贴于脐部或骶尾部之长强穴进行治疗，疗效也很好。

2. 手术疗法　外科手术疗法，切除痔核，仍是目前最常用的治疗方法。其特点是随着手术方法的改进，手术中及手术后痛苦较轻，创面愈合快，疗效肯定，是目前治疗痔疮最可靠的方法。

3. 其他疗法

（1）药物注射疗法：即硬化萎缩疗法，将硬化剂直接注射于痔核内，可使痔核硬化萎缩或使痔核坏死脱落。

（2）枯痔疗法：即药捻疗法，可使痔组织发生异常和化学炎症反应，引起纤维组织增生，达到治疗痔疮目的。

（3）红外线治疗：采用红外线照射或烧烙痔核，从而使痔核萎缩。

（4）激光疗法：采用激光切除痔核，适用于各类痔疮，其特点是出血少。

第二十六节

痛经——告别痛苦，永远轻松

痛经是指女性在经期或月经前，出现下腹部疼痛，有时会痛及会阴和腰骶部，常伴有恶心、呕吐、尿频、腹泻等其他不适。痛经症状可持续几小时或一两天，一般在经血畅流后疼痛自然缓解，严重时会出现面色苍白、冷汗淋漓、手足冰冷甚至昏厥，给工作及生活带来许多不便。

目前，青年女性发生痛经的现象相当普遍，近年来还有增多的趋势。青年期女性的痛经绝大多数是功能性痛经，也就是说并不是因为生殖系统器质性病变引起的。

一、痛经的常见病因

1. 精神因素　很多有痛经的少女往往受社会上的某些人，特别是自己的母亲或者同伴的影响，对月经缺乏正确认识，把月经视为"倒霉"，认为来月经是疼痛的、非常难忍的事情。因此，在月经来潮前精神就十分紧张、恐惧，痛经发作时只能卧床休息，痛经如同患病一样。这种精神因素是痛经的主要原因。

2. 体质因素　一些少女因患贫血或其他各种疾病，机体抵抗力下降，引起痛经。

3. 不注意经期卫生　月经期剧烈活动、受寒、不注意饮食、情绪不佳、焦虑、抑郁等均可诱发痛经。

4. 子宫内膜整块排出　月经期子宫内膜一般呈碎片随经血排出，有些少女来月经时子宫内膜成块状脱落，导致经血引流不畅，刺激子宫收缩增强，发生痛经。

5. 前列腺素　前列腺素可能刺激子宫肌层和血管强烈收缩，引起子宫局部缺血和经血不能顺利排出而发生痛经。

6. 生殖道邻近器官发生病变　如膀胱炎、结肠炎和慢性阑尾炎，可引起盆腔充血而发生痛经。

二、 痛经的未病先防

（1）讲究日常饮食习惯，摄取均衡的营养，让身体的新陈代谢维持正常。

（2）月经来潮时，要保持充足的睡眠，并配合适度的运动，以缓解下腹部充血情况。

（3）洗浴时建议淋热水浴，热敷下腹部位，或喝些热糖水改善盆腔血液循环。

（4）多读一些生理卫生书籍，形成对月经这一生理现象的正确认识，放松精神，克服对月经的恐惧感。

三、 痛经的既病防变

（1）如果只是轻微的痛经，病人应多向医生咨询，了解月经的生理知识，通过信心的增强，使精神获得松懈，痛经心理便能得到解除。

（2）如果痛经到了不能忍受的程度，已经妨碍学习和日常生活，可以用西药（如芬必得）来止痛解除症状。如果痛经因其他病变如膀胱炎引起，就须针对相关的病症进行治疗，从根本上杜绝痛经的发生。

（3）一些中成药调理痛经的效果很不错，如妇女调经丸、乌鸡白凤丸等，但最好还是到正规医院，经过检查诊断，在医生指导下使用。

四、 痛经的愈后防复

（1）日常饮食调养：①姜枣红糖水。干姜、大枣、红糖各30克，具有温经散寒功效，适用于以冷痛为主要症状的寒性痛经。②当归生姜羊肉汤。羊肉250克，当归30克，黄芪30克，生姜5片。此方有益气养血作用，适用于以腹痛绵绵喜温按、乏力、面色不华为主要表现的气血虚弱型痛经。

（2）对体质虚弱者，应适当增加营养，注意锻炼身体，增强体质。

第二十七节

遗精——正确看待此种生理现象

遗精是指无性交活动时精液自行遗泄的现象。它是一种生理现象，正常成年男性90%都发生过遗精。遗精又分梦遗和滑精，夜间发生于睡眠状态时称为"梦遗"，白天在清醒状态下无手淫或无性交刺激的情况下自发性射精称为"滑精"。

遗精包括生理性遗精和病理性遗精。生理性遗精是指健康青壮年在没有正常性生活时，一般2周或更长时间遗精1次，不引起身体任何不适。阴茎勃起功能正常，可以无梦而遗，也可有梦而遗。病理性遗精是指一周数次或一夜数次遗精，清醒状态下因性意念发生遗精，或有正常性生活的情况下仍然经常遗精的情况。偶尔遗精对生育没有什么影响，若频繁遗精并伴有阳痿或早泄者，常因精液质量下降或性功能障碍而造成不育。

一些人有一种错误的观念，认为"一滴精，十滴血"，视精液为体内的"真精"和"元气"，认为遗精可使健康受到严重损害，从而形成很大的精神负担和思想压力，故常出现精神萎靡、神经衰弱、极易疲乏、虚弱无力、腰酸腿软、失眠多梦、健忘等一系列精神症状，甚至造成性欲减退、早泄、阳痿等性功能障碍。其实，这种担心是没有任何根据的，这种观念也是错误和非常有害的。精液本身由精子及副性腺的分泌物构成，其物质基础与身体其他成分相似，主要成分是水，并含有少量蛋白质、脂肪和糖类，每次遗出的精液量也只有 3～4 毫升，因此损伤的营养是微不足道的，不会损害健康。

青年应该养成良好的生活习惯，尽量避免诱发遗精的因素，如不穿太紧身的短裤睡觉，不盖太重太热的被子，睡前不嗜烟酒，不看性刺激的书画影视，平时积极参加有益的文体活动，戒除手淫习惯。正常的遗精要解除思想顾虑，频繁的遗精亦不要讳疾忌医。

一、 病理性遗精的常见原因

造成遗精的原因主要是大脑皮层的抑制过程减弱、性中枢兴奋性增强，在有关性方面的刺激时，常可出现遗精。内裤过紧、包皮垢刺激等可导致反射性遗精，包皮龟头炎及尿道、前列腺、精囊等部位的炎症等均可能出现遗精，但大多数是由于缺乏性知识及观看黄色书刊、录像等造成阴茎勃起并射精。概括来讲，病理性遗精的原因一是缺乏正确的性知识，过于注重性问题，经常处于色情冲动中，或有长期手淫的不良习惯；二是生殖器官局部病变的刺激（如包茎、包皮过长、尿道炎症、前列腺炎等）。

二、 病理性遗精的未病先防

对正常的遗精要解除思想顾虑，正确看待。频繁的遗精亦不要讳疾忌医。病理性遗精的预防主要注意以下几方面。

（1）青少年要尽可能了解性生理卫生知识，纠正错误的观念，养成良好的生活习惯，消除不必要的思想负担，用科学知识武装自己，尽量避免诱发遗精的因素。

（2）青少年要树立起崇高的理想和良好的品德，多接触健康、进步、有益的事物。节制性生活，戒除手淫习惯。少吸烟、喝酒，少进茶、椒、蒜、姜、韭菜、羊肉、狗肉等热性食品，不宜盲目服用具有强壮、兴奋性质的药物。

（3）睡觉时应取屈膝侧卧的姿势，不宜仰面平卧。被褥不能过厚、过暖，被上不可覆盖过多衣服，以免加重压力。内裤不宜过紧。

三、 病理性遗精的既病防变

频繁遗精发生后，应在医生指导下进行有关检查，找出致病原因，及时治疗。

（1）对于精神因素引起的频繁遗精者给予精神治疗。对于有神经衰弱者，应该采用安神与镇静的药物积极治疗。

（2）对于有泌尿生殖系统疾病或其他慢性疾病者，应及时采用有效抗菌药物治疗。如果包皮过长，应做包皮环切手术。如果有龟头炎、血精、前列腺炎，应及时治疗，以消除诱因。

（3）当药物治疗无改善或改善甚微时，可以尝试应用一些先进仪器设备，结合药物进行综合治疗。

（4）中医药治疗：根据中医辨证理论，常将遗精分为四个类型：①君相火旺型：症见梦遗、阴茎易勃起、心悸怔忡、心烦面赤、腰痛身热、舌红少苔、脉弦数，治以三才封髓丹或中成药知柏地黄丸。②心肾不交型：症见梦交梦遗、心烦不眠、腰膝酸软、头晕耳鸣、口咽干燥、舌红少苔、脉寸数尺沉，治以心肾同源方或中成药天王补心丹。③湿热下注型：症见阴茎易勃起、阴茎涩痛、遗精、阴囊湿痒、尿黄或尿痛、口干口苦、脘腹胀痛、舌苔黄厚或腻、脉滑数，治以龙胆泻肝汤或中成药龙胆泻肝丸。④肾气不固型：症见无梦遗精、滑精频繁、精神萎靡、头昏耳鸣、形体消瘦、夜尿多、小便频、舌淡苔薄白、脉沉弱，治以秘精丸或中成药金锁固精丸。

第二十八节

白带异常——重视病理性白带

　　女青年第二性征发育后不久，就会出现阴道和外阴的湿润分泌物，这就是白带。白带是妇女正常的生理现象。白带的产生是因为少女进入青春期后体内雌激素水平升高、宫颈黏液分泌增加，阴道黏膜的渗出物增多而形成的。白带的出现在某种意义上来说给女性带来了福音。因为女性的生殖道是与外界相通的，一些致病微生物很容易进入女性生殖道，而白带使阴道保持一定的湿度，对防止病菌的入侵有好处。另外，这种湿润的环境还有利于阴道杆菌生长。阴道杆菌能使阴道液变为酸性，酸性阴道液能抑制和杀死外来的病菌。这样就起到防御的作用，也称阴道的自洁作用。

　　正常白带量较少，色乳白，是似蛋清的黏性液，无臭味。在女性两次月经中间，由于卵泡发育成熟，卵巢能分泌大量雌激素，就会出现清澈和量较多的白带。月经来潮前，盆腔充血，阴道渗出液增加，也可以使女性的白带量增加，其他时间白带量会相应少些。如果青年期的少女白带量过多，经常弄湿裤子而需用卫生巾，或者白带很臭、外阴奇痒、白带带血，就可能是某些疾病引起的。最常见的有滴虫性阴道炎、霉菌性阴道炎或其他细菌引起的阴道炎、宫颈炎、生殖道异物、某些药物的影响等。极少数则可能是生殖道肿瘤，需要到妇产科诊治。

一、 白带异常的常见原因

（1）患霉菌性阴道炎时，白带色黄或白，多数质地黏稠，有时也可质地稀薄，典型的呈豆腐渣样或乳凝块状。

（2）患滴虫性阴道炎时，白带为稀脓样，色黄，有泡沫，或如米泔水样，色灰白，白带味臭。

（3）患宫颈糜烂时，白带一般色黄，质黏如脓涕，多无味。

（4）患淋病时白带为黄脓样。

（5）患子宫内膜炎等盆腔炎时，白带也会增多，色黄，质稀，多伴有腹痛。

（6）患输卵管癌时，由于肿瘤刺激输卵管上皮渗液及病变组织坏死，会出现水样白带，绵绵不断。

二、 白带异常的未病先防

（1）注意卫生，勤换内裤。女性应注意个人清洁，勤换内裤，换洗内裤最好在阳光下晾晒。

（2）避免长期使用卫生护垫。长期使用卫生护垫，使外阴部处于潮湿状态，对局部皮肤有一定的刺激，易破坏阴道平衡，造成感染。

（3）避免盲目大量使用清洗液。女性频繁地用洗液冲洗阴道，乳酸杆菌就会减少，会破坏阴道内的微生态平衡，造成菌群失调。

（4）节制房事，注意月经期、妊娠期和产褥期的卫生。尽量不洗公共盆浴，患有足癣的妇女，洗脚与洗外阴的毛巾、盆要分开使用。

三、 白带异常的既病防变

（1）日常生活中若出现白带异常的情况，不要自己盲目购买药物进行治疗。要到正规专业妇产科医院进行白带常规检查，查出病因病症，进行针对性治疗，避免白带疾病的恶化耽误治疗效果。

（2）在医生指导下，针对不同病因选择合适的药物治疗。如是滴虫性阴道炎引起的，可选用灭滴灵（甲硝唑）片，每天服 3 次，每次 200 毫克。若是霉菌性阴道炎引起的，可用制霉菌素栓剂（1 万单位），每晚 1 次，塞入阴道，10 天为一疗程。

（3）中医药治疗：脾虚型带下色白，无臭味，伴胸闷乏力、食欲减退、大便稀、舌苔白，宜用健脾化湿法治疗，如参苓白术颗粒，每次 15 克，每天 2 次。湿热型带下色黄、黏稠、有臭味，伴小便黄赤，舌苔黄，宜用清热化湿法，如《世补斋医书》止带方，以茵陈蒿 15 克，黄柏、赤芍、茯苓各 10 克，枸杞子（炒黑）、牡丹皮、川牛膝、车前子、猪苓、泽泻各 8 克，水煎服。肝火型带下色黄、量多，伴阴部瘙痒、灼热刺痛、口干舌燥、舌红苔黄，宜用清热泻肝法，如龙胆泻肝丸，每次 12 克，每天 3 次。肾虚型带下稀薄、色淡，伴腰酸肢软、怕冷便溏、舌质淡白，宜用温补肾阳法，如金匮肾气丸，每次 9 克，每天 3 次。

第二十九节

性病——洁身自爱，"性"福终生

性病，是以性接触、性行为作为主要传播方式的一类传染疾病。较常见的性病有淋病、梅毒、生殖器疱疹、尖锐湿疣、软下疳和性病性淋巴肉芽肿等，被称为经典性病。近年来，随着医学科学的发展和人类性行为的变化，国际上对性病的概念有所改变，将凡是与各种性行为密切相关的传染病，包括艾滋病等，统称为性传播疾病。

性病是对人类危害最严重、发病最广泛的一种传染病，它不仅危害个人健康，也殃及家庭，贻害后代，同时还危害社会。由于各种生理和社会因素，如身体本身的脆弱性、婚前性行为和初次性生活年龄提前、遭受性强迫或非意愿妊娠、不能得到足够的卫生保健知识、患病后不懂得如何预防和处理等，使得青年朋友易成为性传播疾病的高危人群，并容易引起生殖道感染。

一、 性病的临床症状特点

1. **淋病** 是目前世界上发病人数最多的性病之一。由淋球菌引起，男性较女性多见。男性得淋病后，主要症状是尿道炎、尿道口红肿、流脓、有刺痛和灼热感、排尿困难、小便次数多。若不及时治疗会转成慢性尿道炎。女性淋病病人表现为宫颈炎，阴道口有脓性分泌物，阴道红肿、充血并有刺痛感觉，其他症状不明显。

2. **梅毒** 是由梅毒螺旋体感染引起的一种性病。病程很长，症状时隐时现，它的自然过程分为 3 个阶段：第一阶段，病毒侵入部位出现红斑、丘疹、破溃，这些症状经历一段时间可"自愈"。第二阶段，病毒在血液中大量繁殖，在皮肤和黏膜上出现类似玫瑰糠疹、银屑病、痤疮的红斑、血疹、斑丘疹等表现。这时病人才意识到生病而去就诊。如果此时没有治疗，就会进入第三阶段，可侵犯全身各脏器，如果不及时治疗会危及生命。

3. **生殖器疱疹** 由单纯疱疹病毒Ⅱ型引起的一种性病，传染性极强。主要症状：生殖器部位出现水疱、溃疡，并伴有疼痛感，继续发展会出现全身发热、肌肉痛、头痛等症状。女性生殖器疱疹病人发生宫颈癌的危险性很高。如果是孕妇患病，极容易传染给新生儿，60% ~ 70% 可导致新生儿死亡。

4. **尖锐湿疣** 由乳头瘤病毒引起，在生殖器部位出现菜花样的增生物，可破溃、流水和感染，并发展到肛门部位，病人十分痛苦。

5. 艾滋病　许多受艾滋病病毒（人类免疫缺陷病毒，HIV）感染的人在潜伏期没有任何自觉症状，但也有一部分人在感染早期（病毒复制开始阶段，一般为感染后 2~4 周）可以出现非特异性的急性 HIV 感染综合征，表现似单核细胞增多症：发热、盗汗、头晕、无力、咽痛、肌肉痛、头痛、关节痛、躯干丘斑疹、腹泻、淋巴结病（主要累及腋窝、枕部及颈部淋巴结，也可出现全身淋巴结肿大，可持续存在数月，甚至数年）等类似"感冒"的症状，有些人还可发生腹泻。这种症状通常持续 1~2 周后就会消失，此后病人便转入无症状的潜伏期。常见的症状有以下几个方面。

（1）一般性症状：持续发热、虚弱、盗汗、全身浅表淋巴结肿大，体重下降在 3 个月之内可达 10% 以上，最多可降低 40%，病人消瘦特别明显。

（2）呼吸道症状：长期咳嗽、胸痛、呼吸困难，严重时痰中带血。

（3）消化道症状：食欲下降、厌食、恶心、呕吐、腹泻，严重时可有便血。通常用于治疗消化道感染的药物对这种腹泻无效。

（4）神经系统症状：头晕、头痛、反应迟钝、智力减退、精神异常、抽风、偏瘫、痴呆等。

（5）皮肤和黏膜损害：弥漫性丘疹、带状疱疹、口腔和咽部黏膜炎症及溃烂。

（6）肿瘤：可出现多种恶性肿瘤，位于体表的卡波希肉瘤可见红色或紫红色的斑疹、丘疹和浸润性肿块。

二、性传播疾病的未病先防

（1）养成健康的生活习惯，不酗酒、不抽烟、不吸毒、不滥用药物，要合理使用各种抗生素和免疫抑制剂等。

（2）推迟首次性行为的年龄，减少非意愿性性行为。

（3）做好性器官卫生及性生活卫生。每天用温水或清洗液擦洗阴部，月经期最好早晚清洗一次，产褥期也要注意清洗。不宜进行盆浴，以防止上行感染。洗浴用具应专人专用；女子要特别注意月经期、妊娠期、哺乳期及绝经期的性生活卫生；选择不同时期适合夫妻双方的避孕方法；公共厕所最好使用蹲式的，使用坐式马桶时应使用一次性纸垫。

（4）坚持安全性行为。只有一个稳定的性伴侣；不做肛交、口交，不共用性具；未经保护，不与 HIV 感染者发生性接触；坚持正确使用安全套。

（5）到正规医院就医。到正规医院及其门诊去看病就医，进行人工流产术、放环或分娩等，以防止医源性感染。

（6）合理使用各种避孕节育方法。为了预防垂直传播，应参加产前检查，在没有生殖道感染时，或等生殖道感染治好后再怀孕。

（7）控制医院传播。提高医务人员的安全操作意识，在医疗服务中严格执行普遍预防的原则，控制医源性传播，保证安全的血液供应，提倡临床合理用血。

三、 性传播疾病的既病防变

对于性病的治疗，不能只强调药物对病原细菌的作用、单纯依赖抗菌药物，必须提高病人的抵抗力和祛除感染因素，方可有效控制感染。

1. 治疗原则和注意事项　必须明确感染的性质，一旦临床上发生泌尿系感染的症状，必须明确是否为细菌性、究竟属哪一类细菌等，最好做细菌培养和药物敏感试验，然后针对细菌的种类用药。治疗必须彻底，防止转为慢性。当泌尿系感染出现症状后，经适当治疗，在 24 ~ 48 小时后症状缓解，一般应用原剂量维持 7 天为最佳。若有感染史或尿路梗阻等诱因者，用药时间必须加长，用维持剂量 2 ~ 6 周，以防转为慢性。

2. 药物治疗　常用的治疗泌尿系感染的药物有以下几类。

（1）解痉止痛药物。泌尿系感染时临床上往往出现尿路刺激征，可使用平滑肌松弛药物，如神经节阻滞剂溴化依米波宁，神经节后阻滞剂阿托品、颠茄酊、普鲁苯辛等，或用肌肉松弛剂罂粟碱等。

（2）抗菌药物。泌尿系抗菌药物常用以下几类：①磺胺类药物，主要是抑制细菌的生长，若加用增效剂可转为杀菌作用；②氨基糖苷类药物；β-内酰胺抗菌药物等。

（3）中草药治疗。常用于尿路感染的清热解毒中草药，主要有金银花（藤）、鱼腥草、白花蛇舌草、土茯苓、穿心莲、马齿苋、黄芩、黄柏、黄连、虎杖、败酱草、半枝莲、紫花地丁、蒲公英、大青叶等，上述药物配伍益气通淋利尿药物更有功效。

3. 泌尿系感染的物理治疗和手术治疗　因人而异，根据病情来适当选择。

（张　业　张　婷）